致关心健康的你

40岁减肥
务必与众不同

[韩] 吴汉镇 著

庄 晨 译

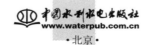
中国水利水电出版社
www.waterpub.com.cn
·北京·

内 容 提 要

本书为韩国"国民主治医生"吴汉镇博士所著的健康减肥书籍。本书旨在引导读者从错误的减肥方式向健康正确的减肥方式转变。特别针对 40 岁左右的中年人，作者从多个角度分析了造成此类人群肥胖的原因，并给出对其行之有效的减肥方法。本书对于受肥胖困扰的中年人来说，值得借鉴与学习。

北京市版权局著作权合同登记号：图字 01-2015-2700 号

< 마은의 다이어트는 달라야 한다 > Diet Rules in your 40s
Copyright 2019) © By (吴汉镇 / OH HAN JIN)
ALL rights reserved
Simplified Chinese copyright©2019 by China WaterPower Press
Simplified Chinese language edition arranged with JOONGANG BOOKS
through Eric Yang Agency Inc.

图书在版编目（ＣＩＰ）数据

40岁减肥务必与众不同 / （韩）吴汉镇著 ；庄晨译
. -- 北京：中国水利水电出版社，2019.7
　书名原文：Diet Rules in your 40s
　ISBN 978-7-5170-7826-5

Ⅰ．①4… Ⅱ．①吴… ②庄… Ⅲ．①减肥—基本知识
Ⅳ．①R161

中国版本图书馆CIP数据核字(2019)第148019号

策划编辑：庄　晨　　责任编辑：邓建梅　　封面设计：梁　燕	
书　　　名	40岁减肥务必与众不同 40 SUI JIANFEI WUBI YUZHONGBUTONG
作　　　者	［韩］吴汉镇　著　　　庄晨　译
出版发行	中国水利水电出版社 （北京市海淀区玉渊潭南路 1 号 D 座　100038） 网　址：www.waterpub.com.cn E-mail：mchannel@263.net（万水） 　　　　 sales@waterpub.com.cn 电　话：(010) 68367658（营销中心）、82562819（万水）
经　　　售	全国各地新华书店和相关出版物销售网点
排　　　版	北京万水电子信息有限公司
印　　　刷	三河市航远印刷有限公司
规　　　格	170mm×227mm　16开本　　13.75印张　　200千字
版　　　次	2019年7月第 1 版　2019年7月第 1 次印刷
印　　　数	0001—5000册
定　　　价	39.90元

致担心身体日渐虚弱的你

　　迄今为止，在坊间流传的减肥方法就超过了两万六千多种，比如绝食减肥、排毒减肥、食疗减肥等。如果有评论称某种减肥方法对某个人来说十分有效，那么即使这只是顺应网络潮流，也会迅速在各种网络社区上形成一个个小团体，有的甚至会通过媒体大肆宣传。而只要是平时注意身体管理的人，都必然会尝试一下时下流行的减肥方法。

　　那么就让我来提个问题。到现在为止，在媒体介绍的无数减肥方法中，选择适合自己的减肥方法并实践后，减肥效果能否保持两年以上不反弹？

减肥 2 周、4 周的假象

我们减轻体重的目的大体上分为两种：一种是为了打造一具看起来很赞的躯体，另一种则是为了能够健康地生活。二十多岁的时候，你一定尝试过仅在 2 周或是 4 周的时间里就使身体发生很大变化的刺激性减肥方法。在很长一段时间里（大约 10 年以上），这也算得上是为减肥辛苦付出过了。

那么结果如何呢？是否有效果呢？虽然不知道体重骤然减轻是否能算得上减肥成功，但是随之而来的反弹现象却是一个很难回避的问题。即使苗条的身材能勉强维持一两个月，但随着季节变化及回归从前的生活习惯而出现反弹现象的大有人在。

结果就是仅用 2 周或是 4 周锻炼出来的身材消失不见了。由于我们的身体无时无刻不在发生着变化，只有能保持两年以上身材的人才可以被视为真正的减肥成功。

我们应该很清楚人的身体并不是机器，短期内改变饮食习惯是很难达到减肥效果的。不同年龄段导致的基础代谢量的差异、激素分泌的程度，生活习惯甚至包括饮食习惯在内的各种各样的因素，使我们的身体无时无刻不在发生着变化。因此，由于时下流行的减肥方法并没有考虑到年龄的因素，长期尝试这样的减肥法会对我们的健康产生不良影响。

40 岁——必须考虑长期健康的年纪

即使是二十多岁的时候因自己健美的身体而感到自豪的人，在进入 30、40 岁后，他们的身体也会日渐虚弱，脸渐渐变圆，腰渐渐变粗甚至连肚子都会突显出来。年轻时富有弹性的臀部也难以摆脱地心引力而渐渐地下垂；年轻时即使整晚喝酒也不会觉得有负担，而随着进入 30 岁、40 岁，仅仅喝几杯，第二天起床也会觉得身体很沉重。

这并不能说他们没有进行身体管理，相反，这个时期的人们比二十多岁的时候更加关注自己的健康。他们会补充各种对身体有益的食物和营养品，也会为了减肥而努力的运动，甚至会挑战时下流行的绝食减肥法以及可以排除身体毒素的各种排毒减肥法。然而只要一松懈就会很快反弹至初始状态。这使得他们只是听到类似"减肥""肚子"这样的词，就会有一种身心俱疲的感觉。当然，上了年纪的人进行身体管理，也会产生一种什么都尝试一下的想法。

随着人类的平均寿命越来越长，人们的人生轨迹变得更长，对生活的责任与负担感也日益增加。

20岁的时候我们可以只想着自己，但现在我们的日常生活却发生了很多变化。40岁的我们，对将来如何填饱肚子过日子的问题更加苦恼，同时又有了需要自己照顾的家人。40岁的年纪，让我们重新领悟到，为了可以平安顺利地度过余下的生命旅途，没有什么比身体更加重要的了。我们最终应该考虑到的是，减肥也是为了以后的人生能够更加有活力、更加健康。因而相应的减肥方式也应该有所不同。

20岁的时候属于活蹦乱跳、吃什么都不会发胖的年纪，在不科学的节食以后有可能会快速地恢复身材。但是对为维持生计而焦虑、吃力管理着身材的30岁、40岁的人们来说，不科学的节食有什么意义呢？放弃了人类三大欲望之一的美食而获得的苗条身材，能够为疲倦的人生增加一丝的快乐吗？

写这本书，是为了让这个世上40岁的人们在余下的人生中能够健康又潇洒地生活。为了达到此目的，我们需要了解随着年龄的增长更容易发胖的原因。同时，为了改善这种现象，我们需要付出更多的努力。虽然需要花费较长的时间，但为了在这个年龄段能持续的保持健康状态而采取更为明智的减肥方法显得尤为必要。

如果你希望通过本书使身体在 2 周或 4 周内得到翻天覆地的变化，那么请最好不要继续读下去了。而如果你渴望得到健康的身体与幸福的人生，就请认真阅读本书。我希望你在阅读此书的时候，可以认为这写的不是在短期内进行的激烈的节食方法，而是通过坚持不懈地努力可以一生维持苗条又健康身材的"终极健康维持方法"。

我要给为了减肥吃着各种维生素、鸡胸肉、蛋白质饼、乳酸菌胶囊、碳水化合物切断剂等的人们提供一些建议。如果能按照这本书中所介绍的更为合理的饮食习惯，就算不食用所谓对减肥有好处的各类营养剂与辅助剂，你也可以充分地享受健康又苗条的生活。从现在开始一点点滋润已经垮掉的身体也还来得及。人生还长，不要太急躁。

健康的身体支撑着你健康的人生，也支撑着健康的你所需要照顾的人！

助力你崭新的人生。

吴汉镇

第3章 让身体回到 20 年前 状态的 11 条瘦身法则

第4章 终身减肥的时代
我们所忽视的东西

第 1 章

40 岁的减肥务必要从现在开始与众不同

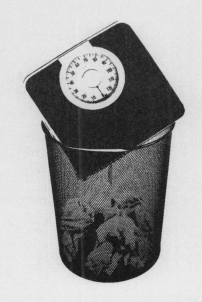

✓ **20 岁和 40 岁的身体差异**

✓ **从现在开始打造可以支撑一生的身体**

大部分人在减肥的时候只是无限地重复再重复，
却忽视了最最重要的问题
这就是 20 岁的减肥方式与
40 岁的减肥方式在本质上是存在差异的。

20 岁和 40 岁的身体是存在差异的

许多四十多岁减肥的女性抱怨："我原来不是这样的啊"，声称自己在二十多岁的时侯没有一点赘肉。她们大多数是在 35 岁以后开始需要购买比过去大一号的衣服，同时体重增长了大概 5~6kg，腰围也增加了近 5~7cm。

她们称自己从来没有改变过自己的饮食及生活习惯，因而完全不知道变胖的原因是什么。从前相识的每个人都很羡慕自己苗条的身材，而现在却因为身材变形而倍感难过，甚至连买衣服都提不起兴趣。也有很多人发牢骚说，从前经常能听到店员赞美自己身材苗条，觉得自己穿任何衣服都很适合；然而不知从何时起，这种称赞却慢慢地从记忆中减少直至消失了。

事实上，当人们迈入 40 岁的时候，即使仍维持着二十多岁时的体重，但随着腹部与两肋、小臂等部位的肉增加，使得身体开始出现变形的情况，归根结底就是因为"年龄肉"的存在。"年龄肉"正如其字面意思，指的是由于年纪的增长而增加抑或无法减下去的肉。然而，这样的现象从医学角度如何解释呢？

▶ "年龄肉"增长的原因

当我们在二十多岁的时候，节食一两天就能轻松减掉 2~3kg。而随着进入 30 岁后，即使在公司聚会时只喝几杯啤酒，第二天体重也很容易长 1kg 左右。那么这到底是为什么呢？

所有事情的发生都是有原因的。随年龄增长而变胖的原因就是"基础代谢量"。二十多岁的时候，人体内维持生命活动所需最少能量的"基础代谢量"含量很高。不仅如此，二十多岁还是运动量很大的时期，人体在这个时期会大量分泌"生长激素"。

生长激素即促进身体各器官生长的激素，能使人体内各个器官正常运转。此外，生长激素的分泌对基础代谢量的增加也会产生很大的影响。当人们到了三四十岁的时候，生长激素的分泌会明显比二十多岁时下降很多，基础代谢量也随之减少，因而自然而然就会产生"年龄肉"。

随着年龄的增加，性激素的分泌量也会逐渐减少。这也是"年龄肉"形成的原因之一。性激素减少会造成男女腹部脂肪堆积，也会促使肌肉量减少。肌肉量的减少就意味着人体内代谢量下降。也就是说，即使我们保持着与二十多岁时相同的运动量，由于代谢量的下降，会使人体对能量的消耗能力降低，从而导致体重增加。而盲目地使用饥饿减肥法，只能使体内的水分流失、肌肉量减少，却不能从根本上达到减轻体重的效果。

40 岁减肥
目的的不同

美国前总统林肯曾经说过："一个人如果过了 40 岁，就应该为自己的容貌负责。"这是因为随着年岁的增长、青春不再，容貌是这个人一生最好的诠释。同样地，我们的身体也是如此。年过四十的身体无时不刻地在映射着过去这 40 年间的生活习惯。

您现在的身体怎么样呢？是胳膊、腿细，只有肚子突出来了，还是上半身肥胖或是下半身肥胖呢？常年坐办公室或经常喝酒、饮食不规律的人肚子突显出来的几率极大。而有些人在变胖的时候并没有去运动，而是使用饥饿减肥的方法使得肌肉量减少，从而使自己变成了体脂肪多的"消瘦肥胖"。

▶ 为什么要减肥呢?

对大多数女性而言，在还没结婚的时候就开始各种减肥事业。而结婚后就必然会面临怀孕的问题。在经历了分娩这一人生大事之后，女性的身体会发生巨大的变化。分娩后随之而来的压力会导致食欲增强、体重上升，使得她们不得不开始减肥。而有些女性既要养育子女，又要做家务，还要兼顾工作，更容易产生压力及疲劳感。对于这些人来说，想要保持健康而又均衡的身材显得非常困难。

因此许多女性很容易执著于时下流行的减肥方法。她们会与朋友一起去健身房或游泳馆，甚至会服用有助于减肥的中药。但是往往在不久之后，她们就从健身房转战到有热水的公共浴室，而每个月去游泳馆的次数也是寥寥可数。

还有些人每顿都服用有助于减肥的中药，坚持一两个月能使食欲下降，体重减少 2~3kg。然而一旦停止服用后，反弹效果会使体重增加 4~5kg。常年不断地重复这种方法不但浪费很多钱，还会产生一种空虚感。经常减肥会使身体变得虚弱，体力也会下降。男同胞们也面临着同样的问题。二十多岁的时候花费两周左右的时间就能锻炼出腹肌，而随着年岁的增长却发现那种时光早已不在。有些人下班后回到空荡荡的家会倍感寂寞，所以在不需要饮酒应酬的时候，也会约上三五好友一起去喝酒。未婚时没有老婆的陪伴感到寂寞，而结婚后有老婆在家等待本应高兴地回家，却变得犹豫起来。因此为了故意拖延回家的时间，每天相约一起喝酒似乎成为了一种习惯。在桌边坐着的时候会经常觉得呼吸不够顺畅，就像有什么东西填满了身体一样感到有些郁闷。

虽然他们知道经常按摩厚厚的肚皮就能减掉肥肉，却总是觉得这样做太辛苦，而另寻时间运动也并非那么容易。因此中年时期的减肥，特别是 40 岁的减肥经常是心有余而力不足。他们往往在开始阶段豪气冲天，而最后却以惨淡收尾。

随着年纪不断增长，减肥也逐渐变得比年轻时更难。身体和心理都不如从前，为了生计奔波忙碌更是辛苦。因此，想要抽出时间来进行身体管理就变得更加困难。在这个岁数如此艰辛的境况下，难道还要把已经疲惫不堪的身体拉起来锻炼吗？想想都觉得很郁闷。

任何人在进入 40 岁之后，对生活的责任感增强的同时，也会觉得身上的负担很重。而对于有伴侣和需要去照顾家人的人们来说更是如此。今后的生计问题以及子女的养育问题逐渐由担心不安转化为了一种压力，而这种压力会给40岁人群的健康带来更加不利的影响。但是每每看着信任自己的家人子女，他们又经常会觉得自己应该更健康一些，努力活得更久一些。如果您正处于这样的时期，首先有必要仔细思考一下，自己减肥的目的到底是什么。

现在看来，40岁的减肥和30岁以后的减肥不同，并不应该单纯地只注重拥有一具看起来很赞的身体，而更应该把焦点放在拥有一具让我们更加朝气蓬勃能自由自在生活下去的"健康身体"。

如果您连打造雕塑般身材的体力都没有，那么就请您放弃拥有完美身材这一不切实际的想法吧。从无止境反弹的减肥中解脱出来吧，现在您所需要的是真正对自己行之有效的减肥方法。

打造可以健康
生活下去的身体

40

　　随着年龄的增长，从前没有的疾病现在却接二连三地出现了。在每年的健康检查中，二十多岁时完全没有显示任何疾病的检查单上，开始出现胃炎、高血压、脂肪肝等疾病。您可能会觉得年纪大了大家都这样，但是在如今这个平均寿命越来越长的时代，即使您现在拥有充满疲惫的面庞和肥胖的身体，只要肯努力，也一定可以再多活50年。

　　近年来，四五十岁这些上了年纪的群体中没有人能痛快玩耍或是充分休息的，大家不觉得很可怕吗？我们应该在生命终止之前，不断地改变自己然后重新开始。为了能够拥有足够长的人生，我们应该从何处开始做起呢？首先应该做的，就是锻炼出健康的身体。而为了锻炼出健康的身体，可以通过最为有效的体重调节方法，来预防由肥胖引起的各类疾病。

▶ 肥胖——万病之源

每当新年来临之际，韩国媒体都会对全体国民关于新年目标的问题做一个调查。而大家基本上都能猜出调查结果，因为这个问题的答案每年都不会有太大变化，历年来占据压倒性地位的答案通常为：男性必然是戒烟，而女性必然是减肥。特别是女性，几乎把减肥当做她们毕生的事业，为了调节自己的体重而投入了大量的时间和金钱。

同时，从这个简单的调查中还能看出：虽然大部分人每年都尝试戒烟或减肥，但几乎都以失败告终。韩国企划财政部称：在经济合作与发展组织（OECD）的三十个成员国中，韩国是相对来说肥胖人口比例最低的国家。

但是近年来，肥胖人口比例在不断上涨，特别是在年轻群体中，这种现象更为明显。与此同时，由于上述肥胖因素，社会的相关费用支出也在大幅增加。几年前韩国健康保险工业区发表的报告称：由于超重及肥胖产生的社会经济费用达一兆八千一百亿韩元。肥胖不但会消耗实际经济费用，同时还可能会引起多种非常危险的疾病，而这更成为了我们不可忽视的问题。肥胖是高血压、糖尿病的直接原因，还可能会引发中风、心肌梗塞、心绞痛等一系列并发症。

血压上升有三个因素，自律神经系统作用出现问题的时候就会导致血压上升。此外，如果压力破坏了由交感神经和副交感神经构成的自律神经系统的平衡，肾上腺激素和皮质醇等各种神经递质的增加也会导致血压的上升。同时，钠的过度摄取也是高血压产生的主要原因。钠是可以散发出咸味的元素，同时也是使体内渗透压升高的元素，因而钠周围经常会伴有水的出现。当钠元素增加的时候，人体内的水分就会增加，这就是血压上升的原因。此外，与肾脏内血压相关的一种被称为肾素－血管紧张素的物质也会导致血压上升。肥胖人群中过量摄取钠元素的人有很多；同时，由于肥胖而产生压力，使得自律神经系统的平衡出现问题的情况也不在少数。因此肥胖患者经常会出现血压上升的情况。

糖尿病也是肥胖人群中高发的病症之一。这是因为如果身体肥胖，体内的胰腺所分泌出的胰岛素在消耗过程中会出现问题。由于人体不能正常地使用胰岛素会出现糖分不能被消耗的情况，因而剩余的糖分就会通过尿液排出体外，糖尿病这一名称也正是由此而来。如果通过饮食摄取的糖分（碳水化合物）不能通过胰岛素正常地被消耗，人们就会一直有饥饿感。此外，血液中的糖分不断地被排出体外，会致使体重持续下降。长期患糖尿病的人会产生并发症，这些并发症会给我们的身体带来巨大的伤害。

当血管出现并发症的时候，手和脚的血管都会出现问题，从而促使感觉神经异常，导致糖尿病患者对于热和疼的敏感度会降低，甚至有时连自己受伤都不知道。这种现象被称为"糖尿脚"。像这样不断的受伤会使血液循环出现问题，严重的时候甚至有可能从脚腕或腿部截肢。不仅如此，糖尿病还会导致眼睛的网膜血管出现问题，从而导致逐渐失明；此外，肾脏容易出现蛋白尿这一并发症，因此医生也经常会采取透析治疗或是肾脏移植的方法来治疗。

肥胖还会引发高血脂。所谓高血脂，就是指身体内的胆固醇增加。胆固醇增加后，会大量积累在血管内壁的细胞上，使得血管的弹性下降，同时也会导致血管容积变小，这种症状被称作动脉硬化。如果出现这样的症状，血管的弹性会下降，血压的变化也会使血管出现堵塞现象。

胆固醇大体上分为两种，一种是被称为"坏胆固醇"的低密度脂蛋白(Low-Density Lipoproteins, LDL)；另一种是被称为"好胆固醇"的高密度脂蛋白(High-Density Lipoproteins, HDL)。如果体内LDL增多，会与血液中的其他成分一起构成一种称为"血饼（也被称为血块）"的很硬的物质，这种物质会堵塞在动脉血管壁两侧，从而引发动脉硬化。HDL占据体内全部胆固醇的四分之一左右，它可以将LDL转移至肝部从而得到利用。由于肝不但能合成胆固醇，同时也是分解场所，因此体内的HDL含量多，对于预防心脏病和中风会有更大的帮助。

近来，脂肪质的变化也被称为"异常高血脂"，这种现象主要指体内的坏胆固醇含量高，而好胆固醇含量低，同时中性脂肪含量变高的状态。由于异常高血脂经常伴随肥胖而产生，因此我们应格外注意。如果想预防异常高血脂或是高血脂，我们需要纠正并调整我们的生活习惯，比如饮食、运动、日常生活等。当然，也存在一部分人即使改变了自己的生活习惯也没有办法解决问题，这个时候我们就不得不采取药物治疗了。

这里要再说明一点，高血脂的终极治疗目标是降低体内的坏胆固醇含量。坏胆固醇的目标值是随着心血管病的严重程度而变化的。而对于类似患有缺血性心脏病和随之相应产生的动脉粥样硬化疾病（如心血管的动脉硬化）、糖尿病，以及如肥胖和吸烟一样常年伴随着的心血管疾病的高危人群来说，应该将坏胆固醇的含量调节至低于100mg/dL。

最近有报告称，将高危人群的坏胆固醇调节至70mg/dL还有其他的好处。这个好处是针对好胆固醇含量低和独立性心血管疾病的危险因子而言的。为了预防上述疾病，可以将男性的坏胆固醇含量维持在40mg/dL以上，女性的在50mg/dL以上。

为了促使好胆固醇含量增加，最好方法就是定期运动。运动可以抑制由高血脂引起的动脉硬化，使其死亡率减少20%~25%。此外，虽然血液中中性脂肪的增加与肥胖有着很大的关联性，但过度摄入乙醇或糖分也会使血液中的中性脂肪增加，而这些与肥胖并没有关系。可以得出的结论是，如果想预防高血脂，减轻自己的体重尤为必要。可以通过正确的饮食疗法和规律的运动达到减轻体重的目的。肥胖人群同时患有高血压、糖尿病、高血脂的情况，医学上统一将其称为"代谢症候群"。由于这些并发症会使其在日常生活中承受着强烈的痛苦及各种不便，随着年龄增加，调节体重就变得更为重要，因而需格外的努力来实现。

肥胖能够使我们的身体患上各种各样的疾病。为了能够在漫长的岁月里健康而又快乐地生活下去，我们应该首先锻炼出可以抵抗各种疾病的体魄。而解决这个问题的根本就是调节体重。

我们通过减肥可以获得更加帅气的外表，锻炼出比从前更加健康的身体，这些能给我们的生活带来巨大的快乐与美好。但如果只是单纯盲目地想着要变苗条、变健康，就采取极度节制且充满痛苦的减肥方法是非常不可取的。我们应该养成一种可以自然而然将体重减下去的习惯，并将其变成一种可以终身受用的习惯，这是比什么都重要的。

短期内采用极其残酷的减肥方式可以暂时获得帅气身材，但却会打破身体平衡且不利于长期的身体健康，那这样的减肥方法又有什么用呢？为了让自己在今后的岁月中能够健康地生活下去，现在已经到了该开始好好锻炼身体的时候！

　　您是想一生都病快快地生活下去，还是健康而轻松地度过一生？这完全取决于您自己的选择。

没有能在 2~4 周内
打造完成的身体

40

首先，对于想要在最短的时间内使用最高效的减肥方法来达成自己变苗条目的的人们，也许要说一声抱歉了，因为如果想要维持苗条的身材确实是没有捷径的。

此外，对那些热衷于两周减肥法、四周减肥法等市面上随处可见的各类减肥书籍的读者们，也要说一声抱歉了，因为您用两周时间所锻炼出来的身材并不"完完全全属于您"，它只是在恢复到本来身材之前短暂停留的"不完整身材"而已。经过两周极度痛苦的减肥也许会成功地减轻一些体重，但仅仅放松几天后，之前的努力就会化为虚有，相信大家一定都有过类似的经历吧？

长时间内不反弹且不需要忍受与贪嘴作斗争的减肥才可以称为真正意义上的减肥，可以将这种减肥比作长期的马拉松。人的身体并不是机器，体重会不由自主地受到各种环境因素的影响。所以通过短期内的节食或是一两周剧烈运动锻炼出来的身材，必然不可能长久地维持下去。

　　年纪越大反弹的现象就会越明显，正如前文所述，理由非常简单。因为二十多岁的时候体内的生长激素分泌旺盛，而到了一定的年纪，人体内的生长激素含量会大幅减少，从而导致基础代谢量明显下降。对这个年纪而言，剩余的人生还很长，所以不要太过于急躁。与其急急忙忙地开始减肥，不如先从留意身边的事物开始。从冰箱里的食物到家中散落的运动器材，我们应该从自己的身边开始慢慢整理。如果我们能够逐步地改善自己的饮食习惯和生活环境，即使是现在这个年纪也是有望减肥成功的。比起时下流行的减肥方法，逐渐养成使身体变苗条的长期性减肥习惯，且不要给身体造成过多的负担，比什么都更重要。我们千万不要忘了：想减肥成功，就必须要打好基础。

▶ 延缓节食期时应重视"缓慢"

像我的患者一样，在正式减肥之前开始节食最后减肥成功的人，都是缓慢地开始到最后缓慢地结束。在节食开始的那天起并不是说"从现在开始减肥，一定不能吃任何东西"，而是应该缓慢地减少自己的饭量，然后逐渐使自己进入节食的阶段。此外，在结束节食的过程中经常会产生一定要把这段时间没能吃的东西全部吃一遍的想法，这样的想法不可取。我们应该先从简单清淡的饮食开始，然后慢慢地从节食的状态中脱离出来。像这样缓慢地实施节食计划，不仅不会使人们感受到体内营养供给中断的威胁，同时也不会引起过多脂肪积累而导致反弹。

▶ 请在日常生活中关注运动量

下面来介绍第二种可以持续地使基础代谢量上升的方法。所谓的基础代谢量是指一个人什么事情也不做，只是在某处安静地坐着、缓慢地呼吸所消耗的能量。简单来说，除了体内脏器活动以外，基础代谢量会随着体内肌肉量比例的增加而增加。正因如此，使用不正确的节食方法会导致自己的肌肉量下降，基础代谢量也自然会随之下降。

人们到了一定的年纪，肌肉量自然而然会减少。由于基础代谢量比年轻时降低了很多，即使是吃等量的食物，也会比以前长更多的肉。因此，随着年龄的增长，我们不能安静地待在某处通过节食挨饿来减肥，而应该时常进行适当合理的肌肉运动。当然，这里说的运动并不是指去健身房进行过度的肌肉运动。我们只要在日常生活中稍微增加活动量，即使不进行过度的运动，也完全可以在生活中提高基础代谢量。

美国密苏里哥伦比亚大学研究人员曾发表过与运动相关的新建议：我们每天不要只是坐着，应该经常做一些类似打电话或是照顾小孩子的事情，像这样在日常生活中就可以消耗两倍以上的卡路里。

▶ 不要变成"药罐子"

通过吃减肥药来达到减肥目的，只是一种幻想。在最近面世的形形色色的减肥药中有一些可以阻碍脂肪吸收的药物，然而使用过这类药物的人群中却有没达到减肥效果的，这是什么原因呢？这是因为西方人的肥胖主要是由过度摄取脂肪引起的，而韩国人的肥胖与西方人的肥胖有所不同。

　　韩国人的肥胖主要是过度地摄取糖质（即葡萄糖）。西方人一天内摄取的全部卡路里中，糖质的摄取比率不会超过 4%~50%，其中美国人仅摄取 30% 左右，而他们脂肪的摄取比率却接近 30%。因此，抑制脂肪吸收的药物对西方人的饮食结构来说，当然会有效果。但是对于 70% 的卡路里都是从糖质中获得的韩国人来说，抑制脂肪吸收的减肥药却不会有明显的效果。由于对脂肪吸收的下降会导致大便变稀，因而这类药不但不会对减肥有什么帮助，反而很容易引起脂肪便和腹泻等副作用。

　　其他的药物也是如此。抑制碳水化合物吸收的药物也只能达到短期效果。如果只是一味地信任减肥药而不调整自己的饮食，长此以往对减肥是完全没有帮助的。

　　类似"只要服用本产品，披萨、炸鸡、面包，只要您想吃都可以随便吃"的广告语实在是荒诞不堪。相信曾经服用过减肥药的人一定都有过这样的感受。世界上根本就不存在能让自己随便吃想吃的东西却不会变肥的神奇减肥药。

　　人们对减肥药不会产生抗药性么？不论长期服用西式

还是中式的减肥药，身体都可能会逐渐转化成依赖药物的体质，进而产生十分可怕的后果。如果您没有终身服药的信心，那么最好从一开始就不要服用类似的药物。

想成为终身服用减肥药的药罐子吗？在日常生活中，有人甚至会觉得每天服用对身体有好处的维生素都很麻烦。如果您不希望每天靠着服用减肥药生活下去，就请从现在开始放弃对减肥药的依赖，先开始了解自己变胖的原因吧。

▶ 远离甜食

放弃对"甜食"的期待和幻想。有报告称，在对韩国重度肥胖患者味觉进行检测时，显示他们对甜味的敏感度很低，对甜食的喜爱程度要比一般人高出很多。这意味着肥胖患者要比一般人摄入的葡萄糖多出很多。

就如"吃饭都会长肉"这句话一样，韩国人对于碳水化合物和糖分的摄取量偏大。当然，适量地摄入碳水化合物有助于能量的生成，同时对皮肤也是有好处的。但是每顿饭都以碳水化合物为主，即使不计算每日的卡路里，也有必要每天核对一下自己吃的东西是以哪种营养素为主。

为什么糖质的过度摄取会引起肥胖呢？前文已经有提

到，人体内的糖质（葡萄糖）是以脂肪的形态储藏的。此外，如果血糖上升到一定程度，就会出现一种名为胰岛素的激素，而胰岛素的作用则主要是将葡萄糖转化为脂肪。而对于大部分卡路里都是从糖质中获得的韩国人来说，在吃过饭后常常会出现血糖高的现象，分泌的胰岛素就会将葡萄糖转化为脂肪。由于这样的饮食结构，在韩国有很多人同时患有肥胖和糖尿病。而无论出现何种现象，都可以说是必然的。一直以来就无法接受脂肪含量过高的饮食的韩国人，天生体内的基因就很擅长将葡萄糖转化为脂肪。

因此，能使人们摄取很多糖分的甜食也成了一个问题。人的嘴里始终都有股甜味，这是糖分在进入肠胃后被吸收至血管内的信号。这就是为什么人体在感到饥饿时会十分喜欢甜味。脂肪的不断积累、血糖的不断升高会导致体内产生大量的活动能量，使得人类对于甜味的喜爱程度不断地增强。

最近，随着西式的饮食习惯逐渐普及，对于擅长将葡萄糖转化为脂肪的韩国人来说，现在的普遍现象是大量的脂肪直接从饮食中进入体内。因而青少年肥胖患者的数量在不断激增。西方人和韩国人在吃汉堡、鸡排等油腻的食物时，摄入等量食物的韩国人普遍要比西方人更容易发胖。此外，由于韩国人又很喜欢类似巧克力、糖果、点心等含有大量糖分的甜食，因而容易摄入更多的糖质。这无疑是火上浇油。

人体并不是机器，想通过遵循那么几条简单的规则就达到自己理想体形显然是不可行的。减肥并不是单纯地专注于减少卡路里，更不是通过剧烈运动来减轻体重。

为了健康的生活而诞生的"终极减肥"源于将健康减肥的意志、韧性以及长期的生活习惯转变为一种健康的方式。首先最基本的是，将脑海中储存的所有平时的饮食习惯及行动模式仔仔细细地先清查一遍。

喝水也长肉的体质，该如何改变？

"我是属于那种喝水都长肉的体质。"这是来自多次减肥失败者的自我口述。虽然很遗憾，但事实上"易发胖体质"在现实生活中是真的存在的。从遗传的角度来看，真的存在天生就易发胖的体质，此体质内存在一种基因被称为"肥胖基因"。

每年都会有新的与肥胖相关的基因被发现，迄今为止，公开发表出来的肥胖基因已经达到数十种。美国路易斯维尔大学保健学院的 Kira Taylor 博士以 57000 多名欧洲籍男女为研究对象，对他们与心血管及代谢相关的两千个遗传基因的五万多种基因突变进行了分析。调查结果显示，有五种遗传基因与腹部肥胖有关系的。这五种遗传基因使得所有达到腹部肥胖腰臀比（Waist-to-Hip Ratio，WHR）增加，其中有三种对男女都起作用，有两种只与女性的腰臀比相关。当女性腰臀比达到 0.85，男性腰臀比达到 0.9 以上时，可以认为是腹部肥胖。

另有研究结果显示，体内存在肥胖基因的人吃油炸食品增肥的概率比普通人高两倍。哈佛大学的研究人员曾以 37000 多人为研究对象进行调查，结果显示，在连续四周以上食用油炸食品的研究对象中有部分体内存在肥胖基因，这些肥胖危险系数高的人身高体重指数增加的概率比其他人高两倍以上。这表明肥胖基因会对人体内身高体重指数产生相应的影响。

上述研究的客观数据表明，在某种程度上可以证明遗传会对肥胖产生影响。但值得庆幸的是，这只是一些概率性的数据，虽然遗传因素可能会导致肥胖，但并不会产生绝对影响。虽然可能在家族史上有很多人肥胖，但相较于天生没有肥胖基因的人们而言，拥有苗条身材的也不少。最新的研究结果显示，最终引起肥胖的主要因素是在后天形成的。

无论是多么容易变胖的体质，只要按照能彻底遏制肥胖基因的菜谱来执行，就有可能最终控制先天性肥胖。再加上适当的活动，更能锦上添花。可以说引起肥胖问题的并非是遗传基因，而在于摄入的食物本身。

研究人员曾选取两名体内存在肥胖基因的人，通过对他们饮食习惯相关的数据进行采集研究，发现摄入的食物本身比遗传因素能更直接作用于人体并使其发胖。因此，常吃高脂肪食品的人们容易变肥是显而易见的。那摄入多大比例的脂肪能引起肥胖呢？大约占全部食物的41%！而摄入脂肪少的人则很少出现肥胖。

为了维持人体的最佳营养平衡，饮食中的脂肪含量占总量的20%～30%之间最为合理。简而言之，我们应该有意识地少吃"油腻的食物"。如果自己本身为易发胖体质，就有必要了解什么食物不适合自己吃，更重要的是要养成有意识避免食用它们的习惯。

如果你想从肥胖的噩梦中解脱出来，则首先要打破"想吃的东西随意吃，感到后悔难过后重新开始饿肚子减肥"的恶性循环。●

只要遵循"少中大"食谱，
无需额外服用蛋白质粉及乳酸菌胶囊

只要遵循"少中大"食谱，无需额外服用蛋白质粉及乳酸菌胶囊。

建议减肥期间早饭吃好吃饱，午饭正常吃，晚饭则少吃或不吃。但是与食物的量相比，我们应更加注意食物的种类。

下面将我在过去几十年一直亲身实践，且在我的患者中使用过的饮食方法推荐给大家——"少中大"饮食法。首先，我们将食物逐一分类食用，再略微减少晚上的量就能达到一定的效果。简单来说，这种方法就是早餐少吃碳水化合物（可以吃一勺左右），午餐食用以蛋白质为主的食物将肚子填饱，而晚餐则可以尽情地吃蔬菜。

在食用米饭或面粉一类的白色碳水化合物后，能在三十分钟内通过身体的消化充分吸收。实际上我们早餐吃的那些饭也就一勺左右，不会超过女性手掌的一半。而对于其他的小菜，只要少放一些盐，均衡地搭配来吃就可以了。

午餐以蛋白质为主。比较适合食用豆腐、瘦肉、蛋奶一类的食物。由于蛋白质需要至少四小时才能被肠胃消化，因此午餐应该多吃蛋白质，这样晚饭的时候也不容易饿。

晚餐应该用蔬菜的根、茎、果实来代替主食。块根作物以莲藕和牛蒡为佳，茎叶蔬菜可以选择干叶菜，果实类蔬菜可以选择茄子。有很多患者会问我"一天究竟应该吃多少蔬菜才好"这样的问题，答案是一天吃 4~5 满小碟就足够了。这些蔬菜足以补充人体所必须的膳食纤维和维生素。当然如果觉得晚餐一下子吃这么多蔬菜很困难，则可以在早餐或是午餐时也吃一些蔬菜。

如果能严格地按照"少中大"饮食法来进行减肥，就完全没必要食用那些所谓的减肥必备推荐食品——蛋白质粉。您会觉得格外摄入蛋白质很困难吗？可以去便利店随便买块豆腐或鸡蛋就能够轻松解决。我们与其花大价钱买那些所谓的名牌蛋白质粉、入手后因为腥味很浓入不了口而被扔在一边，还不如购买一些蛋白质含量丰富的食物更为经济划算，并且有利于健康。

此外，乳酸菌产品有益健康且对减肥非常有帮助，完全能够代替主食。肠道中原本存在的大量细菌构成了肠内细菌层，而这些细菌中既存在有益菌，又存在有害菌。如果在体内形成益于有益菌存活的肠内环境，就对预防肥胖非常有利。

通过口腔摄入的乳酸菌，在到达肠道之前很容易被胃酸和消化液消灭。因此即使摄入大量的乳酸菌，能到达肠道处的仍是寥寥无几。与其食用必然会被消灭的乳酸菌，不如食用可以制造乳酸菌的食物以及含有丰富膳食纤维的蔬菜更有利于肠道的健康。此外提醒大家一下，市面上贩卖的酸奶一类含乳酸菌的产品中普遍含有大量的糖类，在食用前也需格外注意。

　　当然，并不是说根据本人的判断就能断定摄取蛋白质粉以及乳酸菌产品会给人体健康带来危害，有些产品也可能是有益的。但如果觉得很难长期坚持服用类似的产品，用食物来代替它们则是上上之选。总而言之，我们应该明智地选择适合自己的饮食方法。●

第2章

应重新理解
瘦身的概念

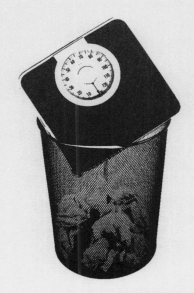

✔ 放弃运动瘦身的想法吧

✔ 想搞垮身体么？那么就节食吧

一个从来不运动的人

突然进行一两次超负荷运动，

会使得食欲大增，吃多少都会觉得肚子饿。

经常饿肚子会使其在运动开始初期就出现饮食调整失败的情况，

最后反而会使体重增加。

放弃运动瘦身的想法吧

40

2009 年在《时代》周刊上曾经刊载过这样一段话，"坐在沙发上织毛衣要比连续跑步二十分钟后喝饮料更容易达到减肥的效果"。美国路易斯安那大学糖尿及代谢内分泌科长 Eric Rabusin 在 2009 年《时代》周刊的访谈中也曾提到："一般性的常规运动其实意义不大。"通常来说，过度的运动会在我们人体中生产大量的活性氧，还会影响人的寿命，并且随着运动量增大，胃口变得更好，就会导致吃得更多。

35 分钟步行 2.8km、20 分钟骑车 8km、15 分钟跳绳、15 分钟跑步 2.4km……即使是做这样的运动，消耗掉的能量也才不过 150 卡路里。1g 脂肪等于 9 卡路里，1g 肉相当于 7 卡路里左右。即使运动一天消耗掉 300 卡路里，那也才减少了 40g。虽然每个人的身体素质各不相同，但如果在 30 天内，每天吃等量的食物且坚持运动，一个月下来可能减掉 1.2kg 左右。因此我们应该进行适量的运动，同时坚持食用低卡路里食物效果会更明显。

路易斯安那大学将平时不会定期运动的 464 名超重女性分为四组，其中三个组在教练的指导下每周分别进行 72 分钟、136 分钟、194 分钟的运动，剩下的一组则仍保持之前的方式生活。6 个月后对她们按组别进行了体重比较。组与组之间并没有出现明显差异。相反，运动组的部分女性体重反而增加了 4.5kg 左右。怎么会这样呢？有论文分析表示，这是她们的补偿心理在作祟。参加运动的实验对象们大部分要比实验前吃得更多、在家的时候比从前更不喜欢活动。

为调查身体运动与肥胖之间的关系，2014 年伊纳爵大学 Richard Cowper 教授的研究团队从芝加哥、牙买加、加纳、尼日利亚、塞舌尔这 5 个地方分别招募了男女各 500 名进行研究。研究结果显示，加纳的肥胖人口中 1.4% 为男性，而芝加哥则 63.8% 为女性。芝加哥女性的平均体重为 83.4kg，尼日利亚女性的平均体重为 57.6kg。研究人员认为身材苗条的尼日利亚女性会进行更多的身体运动，而通过研究却发现两组人员间通过身体运动消耗的热量并没有太大的差异。他们对相同体重的人员进行了热量消耗测量，结果显示芝加哥女性每天平均消耗 760 卡路里的热量，而尼日利亚女性一天会消耗 800 卡路里。从统计学的角度来看，这种程度上的差异没有实质的区别。

与运动相比，食物是导致芝加哥女性肥胖更重要的原因。Cowper 教授称："虽然曾经一直坚信身体运动对于体重的调节起着重要的作用，但很遗憾的是这并非事实。"他认为："身体活动会消耗热量，使得人们在同等程度上会摄取更多的食物。"因此，缺乏运动并非是诱发肥胖的主要原因，反而是运动使得人们的食欲变得更加旺盛。不减少食物的摄入量，就绝对无法减轻体重。

大家都尝试过在跑步机上挥汗如雨地持续跑步一小时吧？尽管投入了这么大的精力，消耗的热量却很难达到 300 卡路里。而不到五分钟就可以吃掉一个豆沙面包，一个豆沙面包的热量都超过了 300 卡路里，您会为吃了一个豆沙面包而在跑步机上奋力拼搏一个小时吗？

　　将吃下去的食物通过运动的方式消耗掉是一件十分困难的事情。在外面餐厅吃一顿饭就能摄取 1500~2000 卡路里的热量，仅拳头般大小的汉堡也含有非常高的卡路里。如果为了减肥每天绞尽脑汁地计算卡路里，那么想必减肥对精神上和身体上来说都是一种痛苦的折磨。

　　随着逐渐进入职场、养育孩子，可能很难抽出时间去运动，然而却很容易尽情享受美食带来的快乐。一般来说，食物越好吃，其中的脂肪含量和卡路里就越高。此外，现在人的生活比起以前要更加舒适，需要亲身花费力气做的事情变得越来越少。这就自然会导致人们的肌肉量减少，现在普通人一天的基础代谢量一般在 1200 卡路里左右。

　　想要达到减肥的目的，最基本要做的是摄入的食物的热量要比之前的低。我们应该适当的调整卡路里的摄入量，最重要的是，摄入量一定要比人体一天所需要的热量（卡路里）低。通常来说，男性为 1200~1500 卡路里，女性为 1000~1200 卡路里，其中碳水化合物占总体的 50%~60%，脂肪占 25%~30%，蛋白质占 25%~30% 比较合理。简单来说，脂肪含量低且碳水化合物（糖分）低的饮食是最为理想的。

另外，日常生活中我们应该多吃蔬菜、海藻类、脂肪低的肉类、低脂牛奶以及谷类食物，这对我们的身体健康非常有益的。

▶ 打破运动与食欲的恶循环方法

与旧石器时代的人类相比，现代人的营养十分丰富。他们不用想吃肉却必须出去打猎，也不用想出远门却必须穿草鞋，更不用一下子走上个三五天。然而对于现代人来说他们最需要的不是运动，而是调整饮食结构。吃下去的热量（卡路里）不能完全消耗掉，控制饮食则变得十分重要。

我们应当认识到这一事实，在短期内是很难减肥成功的。临阵磨枪的战术无法让我们走很远。因而我们必须要逐渐培养自己的耐心，并倾注自己的努力才行。与其每天计算卡路里让自己头疼不堪，还不如隔两三天抽一天来计算自己吃掉了多少卡路里。

如果运动没有效果，可以只通过调节饮食来达到减肥的效果吗？我在前文提到过有关基础代谢量的问题，如果我们只靠调节饮食而不运动，也可能导致基础代谢量自然而然地下降。但最理想的方法应该是一边调整饮食结构，一边进行适当的运动。这个建议有点多余吗？我们仔细回想一下，在我们开始减肥的时候一般会觉得首先要运动，然后就去健身房进行一两天超负荷的运动，最后累到不行甚至卧床不起，这样反而会导致体重上涨。我们明明运动了，为什么体重反而会增加呢？

这是因为一个从来不运动的人突然开始超负荷运动时，食欲会大增，吃多少都觉得肚子饿。经常饿肚子使得在运动开始初期就导致饮食调整失败，最终反而会使得体重增加。因此，成功的运动应该是首先进行一些轻松的运动，同时在两周内减少食物的摄入量，慢慢减少饭量直至体重开始逐渐下降时，再稍稍加大运动的强度。

饥饿感可能是由胃本身产生的感觉，也可能是由眼睛或是大脑所产生的感觉。因此我们必须明确地区分究竟是真的肚子饿了，还是心理上饿了。胃肠的饥饿应该得到满足，而绝不可以满足精神上的饥饿（眼睛和大脑感受到的饥饿）！

对于平时很能吃的人来说，应该在先减少饭量后再开始进行运动。这样就可以大大地减少因运动引起的暴饮暴食导致减肥失败的情况。有些人连续一周坚持运动且吃的很少，体重却没什么变化，甚至有些人体重还会有所增加，这样通常会打击到很多人的积极性。

　　如果你真的想要减轻体重，需要按照计划坚持一个月左右才可能有效果。前面已经说了，这世上没有短期的减肥！

　　减肥绝对是一场长期战役。只要有规律地减少饭量，一定能减轻体重并且使身材发生改变。请您记住，与每天空想着要运动却不行动的人相比，坚持进行食疗加运动的人一定可以成功减肥，而光靠运动是绝对不可能减肉的。

零散运动，NEAT

　　美国密苏里哥伦比亚大学的研究人员曾发表过有关运动方面的新建议，"与剧烈运动半小时相比，充分利用日常生活中零碎的时间更为重要。尽可能地多做类似打电话、照看孩子这样的事情，这样做能多消耗两倍左右的卡路里。"像这样"从非运动性活动中消耗的能量"被称为"NEAT（Nonexercise Activity Thermogenesis）"，指的是除了吃饭运动以外的其他所有活动所消耗的能量。从例如步行上班、打字、打扫卫生等活动中消耗的能量就是 NEAT。NEAT 因人而异，与个人的居住环境、职业、体重及性别等因素有关。而 NEAT 的比重，明显大于运动在一天消耗的总能量中所占的比重。这是因为当人们一天活动的时间达 16 个小时的时候，除去下意识的运动时间，大部分都是非运动性的活动。因此，仅在增加 NEAT 的情况下，也可以有效地预防肥胖的产生。

　　如果上下班仅有半小时左右的路程，就请尝试走路上下班吧；稍微再远一点的，可以考虑骑自行车；而等红绿灯或在公交站台等公交的时候，就不要原地待着不动，可以多溜达溜达；在走路或跑步的时候，可以有意识地用力甩胳膊；走路的时候最好要比平时走得更快一些。

如果不是要去很高的楼层，应该尽量走楼梯而不是乘电梯；在办公室对着电脑办公或是做其他工作时，尽量不时地挪开椅子站着工作一段时间；午休时间尽量不要在办公室与同事闲聊，以免引来其他人诧异的眼神，但有必要尝试到楼顶或是走廊上晒晒太阳。

已婚男性不要总是把家务交给老婆，而应该把它当成自己的事情主动去做；扫扫地、擦擦桌子、搬搬东西、洗洗衣服，能够显示你对家庭事务的积极主动，同时也能收获妻子满满的爱意。

韩国足球运动员朴志晟说他在家看电视的时候，一般都是边看边不停地在客厅里溜达。躺着不如坐着，而坐着不如站着，如果在日常生活中能经常做下面四个基本运动，就完全没有必要把自己宝贵的时间浪费在健身房了。好好利用日常生活中零碎的时间，也完全可以达到你想要的运动效果。下面就来给大家介绍利用零碎时间活动的四种运动方法。

第一，走路是所有运动的根本。它可以提高人们的耐力，锻炼出基础体力，为后续锻炼肌肉的运动做准备。请尝试着在做家务、上下班、工作、购物等日常活动中，每天步行一万步以上。

虽然步行一万步并不容易，但一旦成为一种习惯后要完成也并不算困难。最少可能需要 30 分钟，但如果很难一次步行 30 分钟，分两到三次完成也可以。

第二，肌肉运动。在一提到肌肉运动的时候，大家可能马上会想到健身房中的那些超大型的运动器材，然而其实利用毛巾水桶一类的简单工具或是自己的身体，也完全可以在家中锻炼。通过类似俯卧撑、仰卧起坐一类的运动，不但可以锻炼腹部、背部、肩膀、胸等上半身的肌肉，也对锻炼类似大腿肌肉的构成身体中心的大肌肉群很有帮助。此外，平时骑自行车买菜或将击剑等作为终身兴趣运动一直坚持下去也是很好的方法。

第三，心血管强化运动。该运动指的是在进行有氧运动时，通过短时间内提升运动的速度和强度，加快心脏脉动速度。例如在单一的走路基础上，配合着快步行走或是几分钟跑步，不但可以减少脂肪，还能达到改善心脏机能、降低血压的效果。该运动适合一周进行四到五次，且每次有规律地进行 30~60 分钟比较为适宜。最近有案例证实，将一周的运动合并在一次做完也会产生相同的效果，因此我们也可以在周六或周日抽出三到四个小时去登山。想通过运动获得最大的效果，最理想的状态是每周消耗掉 2000 卡路里。要消耗掉这些热量，需要每天快步走（每小时 7km）40 分钟且每周坚持 5 天这样的运动。同时，我们也有必要了解能量消耗 2000 卡路里以上对身体健康并没有好处，因此我们应该根据自身条件每周进行 3~5 次这样的运动就可以了。

第四，柔韧性运动——伸展运动。伸展运动可以缓解肌肉紧张，改善关节的柔韧性，还有预防受伤的作用。特别是将伸展运动作为正式开始运动前的准备运动，不但可以提升运动效果，还能使精神得到放松。养成每天坚持 5 分钟伸展运动的习惯，对健康和减肥都很有帮助。●

健脑运动，
关注健脑操

　　让大脑和其他所有的肌肉一起运动，有利于保持健康的状态。如果掌管着我们身体的大脑保持健康的状态，无论对健康还是减肥自然都有着积极的作用。杜克大学的神经学教授 Lawrence Cats 博士，创立了一项被称为"健脑操 neurotics"的大脑运动。他曾说过："我们应该努力使大脑自主生成大量的化学传递物质，使得大脑细胞可以更为活跃，这要比灵活的大脑本身更为重要。"

　　此外，大脑运动并不是意味着要多读书或是多猜谜语，而是在日常生活中简单可行的事情上做一些变化即可。例如用平时不常用的手刷牙，或是在早上上班时选择一条平时不常走的路等等。而类似这些简单细微的变化，在某种程度上也会相应增加脑细胞的活力。

　　用爬楼梯的方式代替平时喜欢搭乘电梯的习惯，对刺激大脑十分有效果。另外由于我们的大脑受到五种感官的刺激，大脑运动最有效果的方法是社交性的活动。而对于大脑来说，最致命的活动则是看电视。给花盆浇水并装饰花坛的行为属于"健脑操"的范畴，但观看装饰花坛的录影带对大脑活动却没有什么大帮助。

　　用举重的方式来锻炼肌肉，也可以取得一定的效果。由于肌肉是根据大脑发出的指令做出反应的身体器官，因此多运动会使大脑变得更加发达。

　　最近零课时体育课（即第一节课开始前的早间体育课）的重要性及效果，逐渐成为热门的话题。美国芝加哥的内珀维尔高等中学在过去的数年间，每天早晨正式上课之前都会开展强度很大的零课时体育课，并且在 1999 年的 TIMSS（即：国际数学与科学趋势研究）中，该高等中学取得了科学第一、数学第五的惊人成绩。据有关报道称，在上完零课时体育课后学生们的体力和注意力都得到了提升，同时文学、数学等主要科目的成绩也得到不断提高。

　　在韩国，某高等中学在学生起床后上的第一节课就是体育活动，该校认为非常有必要开展学生早间运动，因为通过激烈运动的零课时课程可以使学生的大脑达到适合学习的状态，即通过该体育课可以使学生们的大脑清醒，目前该教育方式正在受到各界的关注。

　　然而对于学习时间本身就很紧张的学生来说，强占他们的业余时间让他们清早起床运动可能会存在一些问题，但早间的运动效果却远超出预期。有报告称，坚持进行早间运动的学生们不但体力会变好，而且注意力也会得到大幅度提升。当然，也有一些人的体质可能不适合剧烈的早间运动，而这些人只要在自己身体可承受范围内运动就可以了。●

大腹便便的真正原因

最近肥胖学术刊物刊载了一项研究结果，称社会压力会促使腹部堆积大量脂肪，而腹部脂肪是诱发心血管疾病的危险因素。美国维克森林大学医学院的 Carol Subery 博士通过以下的猴子实验得到了相同的结论。

他将 41 只母猴子放在同一个笼子里面进行饲养，给它们喂养含高脂肪高胆固醇的食物，持续 32 个月后，猴子之间出现了等级秩序。地位低下的猴子经常受到攻击且很少有同伴愿意给它们梳理毛发，与地位高的猴子相比它们腹部脂肪堆积的更多。同时，它们的心跳偏快，胆固醇含量高的脂肪块，血小板大量堆积在血管壁处，且卵巢功能低下。

这些现象说明社会压力会使得体内分泌压力激素，从而促进腹部脂肪的堆积。

▶ 持续压力的危害

生活在当今社会，每个人都或多或少面临着来自各方面的压力。事实上，压力是为了保护我们的身体而逐渐形成的一种防御机能。因为它能诱发紧张情绪，使得我们的身体在危险情况下可以做出最好的反应。例如，当我们在山路中遇到挡住去路的野兽的危险情况下，人体内会大量分泌压力激素，使紧急情况得以顺利地解决。因此保有适当的压力，会给我们的生命增添相应的活力。

但如果压力不断地累积，人们长期处于紧张状态下，超负荷运转会使得身心俱疲。持续的压力会给健康带来危害，同时也会降低生活质量。

如果人们面临着很大的压力，交感神经就会变得很活跃，并且短期内会在血液中分泌出大量的肾上腺激素和皮质醇。在压力消失后它们会恢复至原来的浓度，但如果压力持续累积，就会使血液中的此类激素长期处于高浓度的状态。也就是说，当人们持续处于紧张状态时，体内会相应地需要更多的能量。因此人们压力大的时候就需要更多的食物，会导致比平时更能吃，甚至会引起暴饮暴食。可以认为，持续存在压力本身就是一个问题，而且还会因此引发其他各种各样的问题。暴饮暴食必然与肥胖相关，而肥胖就会引发代谢症候群、糖尿病、高血压、高血脂等一系列的生活习惯病。

皮质醇作为压力激素，可以作用于调节自律神经系统的下丘脑，从而刺激食欲中枢。因此一个人压力越大，就会越喜欢吃甜食或是刺激性的食物。

人类在进化过程中本来就很喜欢甜食。有甜味的东西大部分都是碳水化合物，碳水化合物与脂肪和蛋白质不同，它可以在我们身体中立刻转化为能量。因此压力过大的时候，我们会喜欢吃巧克力、糖果一类的甜食，自然就会摄入很多高卡路里的食物。

高卡路里的食物会增加大脑内的类鸦片活性肽。类鸦片活性肽是人体内自身制造的生理性"毒品"。压力大的时候会使人们摄入更多的高卡路里的食物，由此分泌出的生理性"毒品"会进一步导致暴饮暴食现象持续出现。

长期处于高压下的人们，身体为了对抗各种压力就想摄入更多的食物，是很自然的现象。因为饱胀感可以暂时地释放压力。但长期摄入过甜或卡路里过高的食物，就可能会引发肥胖，同时也可能会影响身体健康。

▶ 吃? 忍?

如果某天在公司觉得压力很大，想吃高卡路里的食物或喝含有酒精的饮料来缓解压力，大部分人都会选择去喝酒。但是我们有必要为了自己的今后好好考虑一番。

我每天都要面对很多人，要指导新人，还经常要参加酒宴，在诸如此类需要应酬的重要的场合中，任何人都会面对"是吃还是忍耐，这真是个问题"这样的困扰。如果想在这场自我斗争中取得胜利，唯一的方法就是事先自己在心里定好一个量，吃到一定量就不再继续吃了。

在减肥期间，快速离开酒局也很有必要。我一般都努力"固守"着自己的饭量，吃到刚好能把肚子填饱的程度就不会再继续吃了。这正是几乎每天都要喝酒的我，却拥有着较同龄人来说更苗条身材的原因所在。如果必须要喝酒，那么下酒菜最好选择膳食纤维含量高的杂谷类或坚果类，也可以选择水果和蔬菜。

生活在当今社会，压力是不可避免的，有来自金钱方面的压力、人际方面的压力等等。但是在感受到这些压力带给我们的痛苦后，迟早会翻过这一页。而如何翻过这一页，则因个人敏感程度及解决压力的方法而异。

假如在自己的工作领域中长期感受到压力，那么可能有必要慎重的考虑下是否要换一份工作了。此外，应该多尝试各种方法以从中找出适合自己释放压力的方法。当然，运动和业余爱好有利于释放压力。

就我而言，我比较喜欢做一些轻松的运动来释放压力。运动在消耗能量的同时，不仅可以减轻体重，还能在短时间内消除自身的紧张感。每当我完成了自己计划的运动量时，就会由衷地产生一种达成目标的自豪感。多做一些类似于快步行走和慢跑的有氧运动，可以使体内幸福激素血清素增加，对于消除压力很有帮助。

而当我们感受到巨大压力的时候，最好什么也不要做，先躺到床上好好地睡一觉。事实上很奇怪的是，当人们感受到压力时，却没有寻找适当的方式来缓解。假如某件事让我们十分恼火时，我们应该做一些能够让我们感到开心的事情，会有助于我们消除压力。听听音乐、看场电影或是去市场转转买一些自己喜欢吃的东西等，都是一些很简单却能让人快乐的方法。

首先，让我们开始从生活中的细节中体会幸福感吧！我们要坚信每个人都有存在的价值，暂时地将家庭抛在一边，我们偶尔也应该为自己花费一些时间和金钱。

最后要给大家推荐一个我自己发明的小妙招。当你觉得朋友新买的衣服很漂亮的时候，当你在画展上发现一幅非常喜欢的画的时候，当你偶然间发现周围发生着这样那样变化的时候，大声地说出你的赞美和感叹吧！这样的举动会让你暂时忘记压力。

日常生活中可实践的减压方法

生活在当今的人们，无时无刻不在感受着各种形态的压力。过度的压力使身体出现免疫力下降等各种各样的问题，可以说它已经成为了万病的根源。

想要控制好压力，我们需掌握可以消除它的方法。首先，要锁定与饮食相关的压力信息，这期间为了明确把控自己的行动，我们有必要详细记录下自己的行动以及饮食习惯。

记录表上必须详细记载时间、地点、压力产生原因及自己的想法和行动（如表1）。通过这张表格可以掌握压力产生的原因，以及我们对压力所做出的反应，以此来有效地改变自己的反应和行为方式。

表1　压力、感情记录表

2019 年 3 月 3 日 星期日

时间	地点	压力	摄入的食物	感情、行动
08:45	家	不知道	一碗饭、五花肉	无变化
15:00	办公室	事情太多	一盘炒年糕、一份紫菜包饭	生气 想吃零食
16:50	办公室	发生紧急状况	一杯拿铁	特别累 想喝杯咖啡
22:00	家	儿子的电脑	两听啤酒	很不耐烦 想揍儿子

为消除压力，可采用以下方法（曾推荐患者使用过该方法）。

1. 松弛疗法

* 呼吸

任何人在紧张时都会呼吸急促，呼吸也会由肺部呼吸变为胸部呼吸。因此，可以将缓慢而有规律的深呼吸作为消除压力和紧张感的基本方法。首先，将腰部和胸部伸展开，静下心吸入空气3~4 秒后再用 4~5 秒将气吐出。该动作的要领为，在呼吸的时候想着用空气将胃填满。不过没有必要太过用力呼吸使心脏产生压迫感。该动作适合每次进行 5 分钟左右。

* 冥想

冥想属于自我暗示的一种。通过自我暗示,可以消除过度紧张,促进血液循环和脑血管收缩。因此平稳的心态和高度的注意力对于克服不安感和紧张感是很有效果的。您可以尝试找一个安静舒适的地方,躺在地上或是坐在有靠背的椅子上,一边闭上眼睛深呼吸一边想着下面几句话。

① 心里非常安定平稳。

② 由衷地觉得胳膊和腿很舒服。

③ 胳膊和腿很暖和。

④ 心脏平稳而规则地跳动。

⑤ 正在轻松地呼吸着。

⑥ 额头很清爽。

可以按照上面的顺序,也可以按照自己的想法——想象,每天进行 3 次左右,每次 5 分钟左右最佳。

* 伸展运动

伸展运动可以提高关节柔韧度,从而提高运动效果。不仅如此,它还可以预防肌肉疾病,防止由压力和紧张导致的肌肉疼痛。

下面给大家介绍一下本套运动方法。

①双手交叉，手掌尽力向上慢慢伸展。

②双手叉腰，缓慢吐出气的同时将腰向后倾。

③向前弯腰，使指尖碰到双脚脚跟。

④两手叉腰，双腿前后张开，微蹲后站起并给予腿部一定的后坐力。

⑤趴在地上将双手向前伸展后使身体牢牢地贴在地面处。

⑥躺在地面上抬起双腿，将双腿尽力弯向头顶的地面处。

⑦双腿伸直坐下，将头尽力弯向大腿处。

⑧张开双腿坐下，将上半身最大限度向前弯曲使胸部尽量贴近地面。

⑨张开双腿坐下，使上半身轮番靠近两侧的大腿。

* 生物反馈法（生物体自我控制法）

通过此方法可以获得人体的相关生理信息，并可使人体自动调节其活跃程度。

我们可以通过肌电图精确地了解肌肉的紧张与松弛变化，使得我们在想使肌肉放松的时候可以自由地放松。此外，还可以利用这种方法自由地调节脉搏、血压与肌肉的张弛，进而缓解压力、减少各种身体症状的产生。例如运动和洗澡、按摩与推拿、催眠疗法、与知己聊天、适当的休息等都在此方法的范畴之内。

2. 自我主张训练法

所谓的自我主张训练法是指身处压力时，不责难于旁人，而是直接表现出自己的要求、想法以及感情（如表2）。该方法旨在训练人们客观地陈述事实且不刁难旁人，在向别人传达信息时以"我"字开头，并向对方具体地说明自己想要的东西。正确地运用这个方法，对我们解决人际关系中产生的压力会有所帮助。

表2　感情表达技巧

直接表达自己的感情	中餐真难吃……
	我不喜欢中餐
不刁难别人，使用"我"字传达信息	你不是很疼嘛
	我很难过
表达正确的情况	你不关心我，我觉得很难过
	你拒绝了我的晚餐邀请，好受伤

3. 愤怒调节法

如果人们不能够正常地表达自己的愤怒，就会使其积压在内心深处，长此以往可能会对身边的人做出过分的事情进而造成严重后果。想要调节愤怒情绪，最重要的就是要适当地表达自己的情感，除此之外还应该努力积极地看待问题，经常进行深呼吸，学会宽以待人。

4. 药物治疗

治疗肥胖患者的原则是首先进行饮食、运动及行为修正疗法。但如果身体质量指数（BMI）超过 25kg/m^2 或 23kg/m^2 同时伴有心血管并发症及睡眠呼吸暂停综合症，那么就应该尝试使用与肥胖相关的药物进行治疗。用药物治疗压力方面的病症需要持续很长时间，且用于治疗的药物有抗抑郁药物和抗不安药物等，因此需要与主治医师商量后再慎重做出决定。●

想搞垮身体么？
那么就节食吧

40

最近100年是人类历史上营养最丰富的时期。曾经担心吃不上饭的人类现在却抚摸着腰间肚子上的赘肉而不得不考虑减肥的问题。

人类与动物存在千万种差异，其中一种就是人类没有皮毛。在陆地上生活的动物中，唯有人类是没有皮毛的。虽然关于这一点有着很多的传说，但人类身上存在着代替皮毛发挥作用的物质，这种物质就是皮下脂肪。

皮毛的核心功能是维持体温，而皮下脂肪可以代替这一功能而存在。此外，皮下脂肪不但有保温的功效，还可以为人体储存能量。脂肪的能量要比葡萄糖和蛋白质的能量高出两倍以上，这就意味着脂肪具有储存能量的功能。因此人体可以通过储存脂肪以达到能量储存及维持体温的目的。

▶ 人体重视脂肪的理由

人类进化过程中，人体脂肪不再只是单纯地起到维持体温和储存能量的作用，还有着更为广泛的功能。其中最重要的作用就是能合成激素。

激素的主要成分为脂质，是全身传递信号的"信使"。由于激素可以透过所有细胞，因此即使量很少也可以很容易地作用于全身。此外，人体脂质比重检查表明，当该比重低于一定水平，会导致部分特定的生理机能停止运转，从而导致身体对于能量的消耗能力降低。因此，脂肪量是衡量身体是否处于饥饿状态的标准。

当人体内体脂肪低于一定水平，就会出现生理紊乱，而如果长期处于"低脂肪"状态则很有可能会导致不孕。因而人类在很久前就一直十分重视脂肪。

通过研究人体内能量消耗的顺序可以发现，首先消耗的能量是葡萄糖，其次是蛋白质，最后是脂肪。当然这里说的可作为能量被消耗的蛋白质，是未被人体所利用的那一部分。

相反的是，如果由绝食或营养不良状态恢复至正常状态，通过食物进入到人体内的各类营养物质会首先转化为脂肪储存起来。而为了维持体内环境的稳定性，脂肪往往会储存在最先消耗脂肪的位置。脂肪好比人体最重要的成分，人体无时无刻不在为储存脂肪而努力。

人类诞生以来，在很长一段时间内一直在与饥饿作斗争，饥一顿饱一顿是常有的事情。以前的人们还没有"一顿饭"的概念，难怪我们父母那代人早上起床的第一句问候都是"吃饭了没？"。正因为如此，人类的遗传基因中需要一个在有东西吃的时候尽可能储存，没有的时候可以拿出来使用的储存库。脂肪就是这个储存库。

由于人类的脂肪储量经常不足，人体就逐渐演变成倾向于将尽可能多的脂肪汇集并储存在一个区域内；也正因如此，人体在排出及消耗脂肪的时候显得十分吝啬。而存于皮下的高热量脂肪可以满足人体的需求并能适时地发挥作用，就使得人体逐渐进化成积极储存这种脂肪的体质。因此人体逐渐转变为热衷于吸收脂肪而非排出脂肪的体质，并且能将葡萄糖转化为脂肪并储存下来；此外，人体在血糖高时会将血糖迅速转化为脂肪并储存下来，这种进化不但能调节血糖还能储存脂肪，可以说是一举两得的好事。

然而，由于人类的遗传基因没有足够的时间来适应肥胖，当体内脂肪储存到一定程度时会出现营养过剩导致突然发胖。肥胖是所有成人病的根本原因，由肥胖引起的综合症状就被称为代谢症候群。

▶ 饥饿会导致减肥失败

人体对于脂肪的储存近乎狂热，因而节食对于减肥没有实质性的帮助。反复地通过饥饿疗法减肥，不但不能减少脂肪，反而会因反弹导致体内脂肪含量大幅度增加。人体在节食后，最先分解的是葡萄糖，其次是蛋白质，最后分解的才是脂肪，这就意味着体内的葡萄糖和蛋白质剩余量越多，脂肪的分解量就越少，因此想要分解脂肪就必须加深饥饿的程度。

在体内分解蛋白质的时候停止节食，消耗掉的脂肪会立刻补充上，更严重的是在重新进食后会储存更多的脂肪。如果想使消耗掉的肌肉再生，不仅需要花费更多时间，还会导致身体反应变慢。此外，如果想锻炼出从前那样的肌肉，不仅需要花费更多的时间，在这过程中还会导致身体反应迟缓。如上述这样反反复复进行三四次，会导致肌肉量下降、脂肪增多，即使体重没什么变化也很容易变成"外瘦内胖"型。最近流行的间歇性节食法暂且不论是否有效，仅从减肥与长期健康的角度来看，长期坚持间歇性节食的人转变成外瘦内胖体质的可能性很大。

节食反而可能导致体脂肪增加。节食后身体会感到自己受到威胁（营养供给突然完全中断），为了对抗未来可能会再次发生的饥饿状况，不得不更加热衷于积累脂肪。而有些人即使出现过上述情况却仍执迷不悟，变本加厉地对待自己的身体，这只会导致身体比从前更加执着于累积脂肪。

间接性节食法可能流行几年就过去了，但进行过间接性节食的人在十年二十年后的健康状态如何却不得而知了。我相信这些为了减肥而节食，最终导致对食物更加依恋甚至出现过暴饮暴食的人，以及尝试过多次减肥的人一定很了解节食减肥的后果，也一定很了解在节食后体重究竟是没有再增加还是反弹回来了。

请不要忘记，一两天的节食不一定能使紊乱的身体得到休息。如果只是单纯地为了减肥而不断节食，只会使身体变得更加疲惫不堪，甚至会使自己变成易积累脂肪的体质。

廉价食品吃出
"廉价身体"

40

　　"想要拥有好身体，必须先抛弃'垃圾食品'。"我会经常对来听减肥讲座的人这样说。

　　好吃而又便宜的餐厅大部分以甜咸辣口味菜肴为主，并且会在菜中加入很多香辛料。不仅如此，在对一些食物的具体构成成分进行检查后，还有着一些惊人的发现。在如今这个营养过剩的时代，虽然有些餐厅很正规，卖的东西也很便宜，但我们却不能一味地只追求价钱便宜、分量大。而是应该首先思考它们为什么那么便宜，究竟是用什么材料做的，是否会太刺激这类问题。

　　我们这个年代的饮食生活中不再重视能否吃饱，而是重视究竟应该吃什么、怎么吃这类问题。减肥也是如此，关键不在于无条件地少吃，而在于吃什么、用什么样的方式吃。而其中最为重要的就是尽量避免"刺激性味道"。

▶ 找回味觉

当我们化验美味面包的成分时会发现，面包中含有的黄油和糖多到连小孩子都承受不了。我们吃东西时旁边放的酱料也是如此，大部分酱料中含有的脂肪要比我们吃的食物本身的卡路里还要高。

下面以黄油为例给大家做个说明。我们经常会在面包片上抹上一层黄油，然而这层黄油含有的卡路里比这片面包还要高出很多；拌饭中的辣椒酱和香油中也同样含有着大量的卡路里。因此如果我们不适当注意一下，就很容易摄入大量的卡路里。

辣味和咸味属于刺激性的味道，能帮助大家刺激食欲，但同时为了中和这种味道，就不得不多吃米饭了。这就自然促使身体摄入更多的卡路里，也很容易增加体重。综上所述，避开咸辣的食物才是上策。

根据一项最新的调查结果显示，肥胖人群比一般人对味道的敏感度低。由于他们辨识味道的能力低，因此他们经常会选择味道更为强烈的食物，为了中和这种味道又不得不吃更多的米饭（即碳水化合物）。体内摄入大量碳水化合物的人会比一般人更容易变胖。

不仅如此，辣味中本身就含有咸味。辣味和咸味中都含有大量的钠元素，钠元素能使水分更久地停留在人体内，不但会使体重进一步增加，还会使早晚间的体重出现很大的落差，甚至容易引起身体水肿。

从现在开始，让我们慢慢改变自己的口味吧。在放调料的时候比之前少放点盐，尽量把菜的味道做得稍微淡一些，持续几天后，会觉得饭不怎么好吃了。更为神奇的是，时间久了不但可以重新找回味道，还能渐渐品尝出食物本身的味道。

我们可以尝试一下在做牛骨汤和牛杂汤时不放盐；烤牛肉和猪肉时不放调料；搅拌凉菜时少放盐，用食醋和香辛料来调味，这样就可以做出清淡的食物了。此外应该避免吃甜味重的水果，因为甜味与咸味、辣味一样，都是容易让人上瘾的味道。保持吃清淡的食物的习惯，可以逐渐减少我们的饭量。由此可见，正确的饮食习惯，对于长期维持正常的体重有着十分积极的作用。

▶ 直面营养食品

人们在减肥的时候经常会近乎病态地避开面食，然而事实上并不一定要这么做。

我们以意大利面和宴会面为例。很多人认为经常吃面食会导致发胖，而对于想减肥的人来说，吃面食更是一种罪恶。虽然小麦的种类各不相同，但由于意大利面和宴会面都属于面食，所以很容易让人以为它们会单纯地使人发胖。

意大利面和披萨是从意大利引进的，但在意大利却很难见到"肥胖"的人。那里的人们无论男女老少身材都比较匀称，他们只要稍微费心思，就能拥有"苗条的身材"。作为世界上食用意大利面最多的国家，意大利的肥胖率为什么却那么低呢？原因在于意大利面营养方面的功效。意大利面有"地中海式减肥食品"的美称，它作为基本的植物性食物，不但发胖的危险低，同时可以根据酱料来调节自身的营养素。

意大利面66%左右的成分为淀粉，作为高碳水化合物的食物，它含有的能量为325卡路里/100g(没有煮熟的状态，一人份)、蛋白质11%、脂肪2%。当然它也有缺点，维生素和矿物质的含量较低。

如果我们能搭配好意大利面的酱料，即使只吃意大利面，也可以均衡地摄入各种营养素。我们经常会在意大利面的酱料中放入维生素及矿物质含量丰富的蔬菜，以及含有丰富蛋白质的豆类、肉类和海产品，可以毫不夸张地说，一碗意大利面中可以包含世界上所有的营养素。搭配酱料的意大利面，从营养学的角度来看可以说是达到了完美的均衡。

另外，意大利面属于不容易被消化吸收的食物。虽然它属于高碳水化合物食物，但由于面条中的淀粉被"锁在"由面筋形成的"网"中，因此与其他易快速消化吸收的食物不同，意大利面吸收分解的过程很慢。同时它也与能够被快速消化吸收并转化为脂肪储存起来的快餐不同，由意大利面产生的卡路里很容易被完全地消耗掉，从而防止体内多余的脂肪堆积。所以从现在开始，大家再也不用因中午吃了一顿西红柿意大利面而自责了，因为它对你的减肥事业完全没什么影响。

当然，并不是所有种类的意大利面都建议吃。搭配蔬菜肉酱和白沙司等酱料的意大利面以及撒满奶酪的意大利千层面，一人份的量就含有 700 卡路里的热量。由此可见，根据酱料和奶酪的不同，意大利面也有可能变成真正的高卡路里食物。提醒大家在吃意大利面时，要格外注意它的配料。

那么宴会面怎么样呢？宴会面的原料是面条，它与意大利面不同，是可以被快速消化吸收的高糖食物。因此，它很容易使血糖上升，因此不建议多吃。但如果少放一些面条，并在面条上面放一些肉和鸡蛋，就能跟意大利面一样成为营养十分均衡的食物了。

▶ 极端食疗法的后果

如果在减肥期间，采用类似减少饭量或完全不吃碳水化合物食物的极端食疗法会适得其反，导致体内营养不均衡。长此以往，还会持续反弹，使身体转变为"廉价身体"。

MSG，比食盐更好

谷氨酸钠也称为 MSG（monosodium glutamate），一般用于加工食品中，以提高食品的味道和香味。而在最近的一档电视节目中，将添加了 MSG 的食物归为"不良食品"，这使得人们普遍认为 MSG 是有害物质。

但也有人反驳称 MSG 并不是对人体有害的物质。真相到底是什么呢？回答让人有些出乎意料，MSG 不但对人体没有害处，反而还有很多好处。

MSG 最早是由日本东京帝国大学的池田菊苗教授研究发现的。1908 年，池田教授将大量的食用海带不断熬煮直至析出晶体，并对该晶体成分进行了分析。他发现泡煮海带的汤内存在一种味道，它不同于甜味、酸味、辣味、咸味，这种味道后来被命名为"鲜味"。鲜味是人类能够感知的第五种基本味道，这种说法已经得到了科学界的认可。

在我们的味觉中，鲜味可以在口中存留很久，同时它也是食物最后留在人们口中的味道。而构成鲜味的 MSG 的主要成分为谷氨酰胺和钠，其中谷氨酰胺是我们人体所必须的物质，它也是构成人体必需氨基酸成分之一。不仅海带、牛肉、西红柿中含有这种成分，连人们刚出生时喝的母乳中也含有这种物质。

1913 年，池田菊苗教授的学生小玉新太郎发现柴鱼片中含有另一种鲜味物质，这就是核酸（多聚多糖核苷酸）中的一种名为肌苷酸（IMP）的物质。1957 年，日本人国仲明又在香菇中发现了一种含有鲜味的核酸（多聚多糖核苷酸）鸟苷酸（GMP）。由此证明，含有大量谷氨酰胺的食物中还含有丰富的核酸（多聚多糖核苷酸），这种味道的强度要比两种成分合在一起的强度还高。

我们常吃的很多食物中都含有能散发出鲜味的物质。如在肉和蔬菜中都有谷氨酰胺，而肌苷酸（IMP）主要存在于肉中，蔬菜中含有大量的鸟苷酸（GMP）。因此食物中含有的 MSG、IMP 和 GMP 越多，味道越鲜美。

一般人都认为 MSG 只是化学调味料，然而事实上 MSG 并不是通过化学手段产生的。我们食用的 MSG 是以甘蔗为原料，通过微生物发酵制成的。我们没有将它称作发酵调味料而称为化学调味料的原因在于，韩国食品标准法典对调味料的分类法中，只有可直接使用的或磨碎的天然材料才能划分到天然调味料的行列里面，除此之外其他的调料都统称为化学调味料。

由于此分类法的误导，很多消费者都误以为 MSG 是食品公司在工厂里通过化学手段合成的物质。

此外，"中华料理症候群"对 MSG 有害论起着决定性的作用。20 世纪 60 年代有报告称，韩国的中华料理餐厅大量使用 MSG，在食用添加大量 MSG 的中华料理后出现胸闷、恶心及头痛等症状，使得人们开始对 MSG 产生恐惧。然而通过一系列实验可以确定这并非事实。

1986 年，相关机构以曾经患过中华料理症候群的 18 人为研究对象，对他们进行了双重盲检（即在实验者与被实验者双方都不知道的条件下进行）实验，结果表明在摄入了含有 MSG 的饮食后，没有人出现任何症状。以此为据，世界卫生组织（WHO）、澳新食品标准局及日本食品安全委员会将 MSG 列为安全食品，美国食品药品监督管理局（FDA）将 MSG 列为不需要限制使用量的食品添加剂，并将其记录在案。也就意味着终身摄入 MSG 都不会产生不良影响，因此无需限制日允许摄入量。近日，韩国食品医药品安全厅为了纠正人们对 MSG 的错误认识还发布了相关资料文件；与此同时，学界发表的 2000 多篇学术论文也证明了 MSG 是安全物质这一事实；而过去 100 年间，人类一直在使用 MSG 也足以证明它的安全性。

MSG 还可以减少食物中盐的剂量，MSG 中含有的钠元素含量是盐的三分之一。也就是说在相同的咸度下，较于盐来说

MSG 会一定程度上减少人体摄入的钠元素。MSG 的低盐效应对人体的健康管理是有益无害的。韩国国家食品药品监督管理总局称将一般食用盐与 MSG 混合使用，可以使钠元素的摄入量减少20%~40%。而味精盐就是食盐和 MSG 混合后的产物。

　　韩国人患高血压的主要原因之一就是摄入的钠元素超标，这也是肥胖的原因之一。MSG 却在减少钠元素摄入方面有一定的功劳。因此含有 MSG 的食品不一定都是有害食品，我们有必要从现在开始转变一些旧的观念。 ●

第 3 章

让身体回到
20 年前状态的
11 条瘦身法则

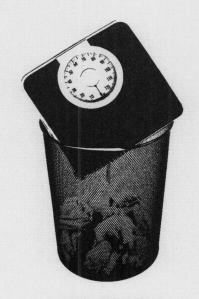

✔ **激发减肥的激素**

✔ **我们的身体并不是减肥的实验品**

当我们从短暂的压力中摆脱出来时，
作为压力激素的肾上腺激素含量就会逐渐降低，
　　然而如果长期处于压力之中，
肾上腺激素含量非但不会降低，反而会持续升高，
　　长此以往，就会出现习惯性贪食症。

关注我们的心灵

40

　　我们对微胖的人经常会说"心宽体胖"。潜在含义则是"身材如此丰满，想必心胸也很开阔"。然而我们认为的身材丰满、拥有忠厚老实品格的现代人，在每天生活中却充满着矛盾和压力。

　　最近有很多研究结果表明，肥胖与精神健康疾病相关，特别是与情绪障碍有很大关系。2008 年 Fiedrowicz 等人发表的报告结果显示，由外部环境导致的焦虑症患者平均身体质量指数 BMI 达 $30.8kg/m^2$，属于肥胖类型；2012 年 Goldstein 等人发布的研究中也表明焦虑症患者患肥胖的概率为正常人的 1.65 倍，重度抑郁症患者的概率达正常人的

1.58 倍。

　　人们经常会认为"心情不好会使食欲下降进而导致体重下降"。然而大多数情况下却并非如此，欲解释这个说法首先应该了解"压力性食欲"的概念。

▶ 压力激素能使身体变胖

　　如果我们的身体感受到了压力，作为压力激素的肾上腺激素就会最先分泌出来。肾上腺激素是典型的"压力激素"，它能在我们的身心受到压力侵害时做出对抗反应。当身体在面对压力的时候，首先要有充足的能量来应对。而人体为了积蓄这种能量就会增加食欲，同时尽量减少能量的消耗，并将剩余的能量转化为脂肪储存起来。身体通过这样的方式，就会尽可能多的将能量储存起来。

　　当我们从短暂的压力中摆脱出来时，作为压力激素的肾上腺激素含量就会逐渐降低，然而如果长期处于压力之中，肾上腺激素含量非但不会降低，反而会持续升高。长此以往，就会出现习惯性贪食症。因此心情变差或是遭遇到压力时不但不能使体重减轻，反而很有可能会使体重增加。

▶ 幸福的人会变苗条

血清素作为"爱和幸福的激素"而众所周知。它是由下丘脑分泌出来的一种神经递质，可以使人们身心安定、精神愉悦。这种"幸福激素"与人类的饮食大大相关。

很多人在受到压力的时候都会选择"弄点甜食来吃"，甜食中的糖份能促进胰岛素的分泌，而胰岛素可以刺激大脑产生血清素使得人们的心情好转。这就是人们在不饿的时候也想吃些东西的原因，也是我们的身体为了克服压力而开的"临时处方"。

最近，利用血清素特性而研制的抗抑郁症药物被广泛使用。在目前使用的抗抑郁症药物中，血清素系列药物的原理是通过药物激活血清素或使该药物能在大脑中长久地产生作用，进而帮助抑郁症患者感到安定和幸福感。

2011年加利福尼亚大学医学院将超重女性与肥胖女性分为两队，其中只在一队中开展可以调节"压力性食欲"的"关注心灵计划"。通过比较两队人员的肾上腺激素浓度及体重减少量，发现接受压力调整计划人员的肾上腺激素有所降低，且腹部脂肪也有所减少。此项研究结果表明，进行自我压力调整并多关注心理健康能够有效地避免肥胖。

2014 年有研究结果表明"压力是可以传染的"。德国的 Max Frank 研究所通过举行一场高难度数学题考试，来测量参加考试的人体内的压力激素含量，结果显示正在思考数学题的人肾上腺激素浓度增加了 26%，而快要算出答案的人浓度则增加了近 40%。此外，在计算题目过程中让他们看电视会刺激他们体内的肾上腺激素浓度增加 24% 左右。这意味着间接性的压力也会使人的身体发生变化。

激发减肥的激素

说起与食欲相关的激素，不得不提的就是瘦素与脑肠肽。瘦素是从脂肪细胞中分泌出来的一种激素，它有抑制食欲、增加代谢率、维持体脂肪不变的作用，并且对减肥也有一定的帮助。而脑肠肽是在胃及胰腺处生成并在空腹状态下分泌的激素，它能使人们产生饥饿感并让人产生吃东西的欲望。

瘦素与脑肠肽对人体的作用完全相反，因此它们对于维持人体内代谢平衡起着关键的作用。同时它们还能调节食欲和饥饿感之间的平衡，从而确保身体一直处于最恰当的食物摄入量。特别是瘦素，不但有抑制食欲的作用，还能提高身体的免疫力，防止胰岛素分泌过量，同时还对抗抑郁有着明显的作用。

有些人认为瘦素是由脂肪细胞合成的，因而一个人越胖则他体内的瘦素浓度就会越高，就更适合减肥。然而事实却并非如此，当人体内的瘦素浓度持续上升后，就会使身体产生抗性。

一个人越胖，就会对瘦素产生抵抗性（抗性），即使分泌的瘦素再多也不会引起应有的反应，因而也不会出现食欲下降或是代谢量增加的现象。甚至会出现大脑自动忽略血液中大量瘦素的情况，做出体内瘦素不足的判断，反而会使人产生饥饿感。最后只会形成肉越长越多的恶性循环。

此外，生长激素也与肥胖息息相关。生长激素的浓度在青春期最高，然后会逐年减少（约1.4%左右），到60岁以后体内的生长激素会比二十多岁时减少一半以上。随着生长激素不断减少，会出现肌肉量和力气下降、皮肤老化、肥胖、骨质疏松、脱发、情绪低落等症状。另有研究结果表明，生长激素的缺乏与腹部脂肪的增加有一定的关系。生长激素的分泌量会根据心情的不同而变化。抑郁症患者的生长激素会不断减少，对于治疗抑郁症来说，采用生长激素疗法会有一定的效果。

▶ 提高食欲的幻觉激素

有一项有趣的研究结果表明，肥胖人群体内提高食欲的幻觉激素的浓度要比正常人高。从原始时代开始，人们为了减轻病痛尝试各种各样的药草，其中有一种名为大麻的药草，将它的叶和花晾干后得到的物质叫做大麻，而用其花轴部分的汁液制成的物质被称作印度大麻。印度大麻使人产生的幻觉要比大麻强烈很多。

在很早之前，韩国人通常会用大麻的茎制成麻布，用来制作衣服或包袱皮一类的生活用品；而后，越来越多的人开始接触大麻，这使得大麻作为一种可以使人产生幻觉的烟草制品而传播开来。大麻的主要成分是四氢大麻酚(tetra hydro cannabinol)，它是一种可以使人产生幻觉的物质。过去我们并不了解大麻究竟对我们的身体有什么样的作用，直到进入 20 世纪中叶，人们才逐渐了解到激活大麻素系统可以使人产生幻觉，进而达到减轻疼痛的效果；另外有报告称人体内也会产生与其相类似的物质。这种在体内合成的大麻素又被称为内源性大麻素，它的感受器是大脑和脂肪细胞，对于调节食欲、控制脂肪都有一定的作用。

从事相关研究的科学家们认为"如果抑制内源性大麻素作用于感受器，就能使人类的食欲下降"，进而研发了相关药物，通过数次的动物活体实验发现该药物可以使得食欲下降、体重减轻。另外，脂肪细胞上也有内源性大麻素的感受器，身体越胖则上面的感受器越多，因而会导致内源性大麻素的浓度增加。这样就会导致食欲增加，摄入更多高热量的食物使得身体变得更加肥胖。人体分泌出的各种与肥胖相关的激素都和我们的心情有着密切的关系，那么我们应该怎样做才能使体内产生大量对减肥有帮助的激素呢？

▶ **促进血清素分泌的方法**

如果您想促进体内血清素的分泌，经常晒晒太阳、一边散步一边深呼吸，或是听一些轻松的音乐都是很好的选择。平时应该下意识地多想一些能令心情愉悦的事情；由于蛋白质是构成类似血清素等各种激素的主要原料，蛋白质的充分摄入就显得十分重要。除了饮食，保持规律的生活习惯可以促使血清素分泌旺盛，使得心情变得愉悦，从而很容易减轻体重。

世界上最大医院之一的美国梅奥诊所，针对提高血清素分泌提出了以下可在生活中实践的方法。

第一，进行大量的身体运动。大量的身体运动是转换心情的第一步。另外晒太阳也可以促进血清素分泌，不但能使心情变好，对睡眠也有帮助。

第二，好好吃饭。肉类、大豆、蔬菜以及含有 ω-3 脂肪酸的食物对身体有益，而酒精与咖啡因易使人失眠，最好避免摄入它们。

第三，充分的睡眠。每天 7 小时以上的睡眠能给生活带来更多的活力。

第四，调节压力。简化每天的日程并理清处理事情的先后顺序。如果觉得自己需要休息了，那么就应该果断去旅行。

第五，好好维持人际关系。幸福的关键词就是人际关系。因而应该避免消极的关系，养成礼貌待人的习惯。

有些人在独处的时候经常会无意识地吃东西。这是因为类似压力、寂寞、害怕、不安等消极情绪会反映到中枢神经系统，使体内分泌大量刺激食欲产生的激素。应对这类情况，我们可以避免买零食放身边，在想吃东西的时候先忍15分钟左右，如果仍感觉无法忍受，可以去刷牙或是嚼口香糖。但决不能因为忍不住吃东西而感到受挫或是郁闷，否则就会如上文所述，形成不断变胖的恶循环。

我们应该首先确定自己究竟是肚子饿才吃东西，还是因为想要忘记某种特定的感情而吃东西，这是非常重要的。另外我们应该掌握自己暴饮暴食的时间，是生气的时候还是累的时候，应该好好分析一下原因，另外还应该再好好想想在那段时间里自己心里真正想要的是什么。可能需要的并非是食物，而是休息或是一句安慰的话。

我们应该好好听听身体和情绪对我们说的"话"。疼痛是在告诉我们身体出现了问题需要好好照顾自己，空虚感是在告诉我们在我们的内心中缺少某种东西。不要总是想着吃东西了，我们真正需要的是照顾自己心灵的时间。

如果是因为心理上的原因导致暴饮暴食，那么就应该寻找一项可以代替吃东西的活动。如果生气时有暴饮暴食的习惯，可以事先在心中跟自己约定好"下次生气的时候给朋友打电话或是去蒸桑拿"。

在韩国人的生活中经常是一边喊着"快点快点、赶紧的！"，一边催着人们去工作，自然而然韩国人也就变得越来越急躁。"不抓紧就会落后"的想法会使他们变得不安，从而养成了"快点快点"的习惯。甚至他们在吃饭时，即使时间很充裕，也会不自觉地吃得很快。

　　从食物进入人体后，经过消化，最后糖分到达大脑后使人产生饱腹感，总共需要花费 20 分钟左右，因而我们应该至少留出 20 分钟的吃饭时间，要养成慢慢吃饭的习惯。吃饭时听点节拍缓慢而轻松的音乐也是不错的选择。总而言之，让我们享受"吃饭的乐趣"吧！。在短暂的用餐时间养成开心地享受吃饭的乐趣，可以刺激人体减肥激素的产生。

睡眠不足会导致肥胖

睡眠不足对肥胖有着很大的影响。虽然很多人会觉得经常不睡觉可以促进能量消耗从而达到减肥的目的，然而这却并非事实。经常不睡觉会使得能量消耗停止，同时醒着的时候会促使我们吃更多的东西，进而使得体重增加。

美国哥伦比亚大学研究组以 9500 名美国成年男女为研究对象，进行了关于睡眠时间和身体质量指数的相关调查。调查结果显示，每天只睡 5 个小时的人患肥胖的概率要比睡 7 小时以上的人高 60%。美国疾病控制与预防中心（CDC）以 87000 名成年人为研究对象进行了研究，研究结果表明每天睡眠时间不足 6 小时的人中，33% 为肥胖人群。

人类的大脑会分泌与食欲相关的两种激素：脑肠肽和瘦素。脑肠肽是可以引起人们食欲的激素，而瘦素则是可以抑制食欲、促进能量消耗的激素。健康状态下，这两种激素互相形成了一种平衡，而如果睡眠不足，就会打破这种平衡。

当人体内促进食欲的脑肠肽分泌含量高于抑制食欲的瘦素分泌量时会造成暴饮暴食，而当瘦素分泌量较少时，能量的消耗也会随之减少，因而会很容易变胖。再加上睡眠不足，会导致人们对甜味和咸味食物的欲望变强，使他们变得更倾向于吃米饭、面包、点心一类含有很多碳水化合物的食物，而非蛋白质食品和蔬菜水果。而无论您如何努力减肥运动，如果睡眠不足，只会大大增加减肥失败的可能性。

没有必要为了减肥勤做运动甚至减少睡眠时间。与其这样，还不如干脆饱饱地睡一觉，不但可以释放压力，对激素的均衡也有很大的帮助。●

帮助激发减肥激素的食物及维生素

为了避免肥胖的发生，除了要在饮食方面有所节制以外，服用必要的营养素也是十分关键的一步。根据选择摄入的食物种类的不同，不但可以锻炼出比较不容易长胖的身体，还有可能会减轻体重。那么下面就让我们来了解一下可以使心情愉悦、轻松减肥的食物吧！

* 可以促进血清素分泌的食物

众所周知，血清素作为干预感情、使大脑产生饱腹感的激素，分泌量减少的话容易产生抑郁症及肥胖。心情变得抑郁沉闷时吃些甜食可能会暂时促进血清素的产生，但如果我们养成能够使血清素正常分泌的饮食和生活习惯，就能减少无意识地摄入大量甜食的情况发生。含有丰富的"色氨酸"和"ω-3 脂肪酸"的食物就是可以促进血清素分泌的食物。色氨酸作为必要氨基酸的一种，是体内生产血清素的原料，而含有大量色氨酸的食物有奶酪、牛奶、香蕉、豆腐、花生、鸡蛋以及瘦肉等。

众所周知，鱼油中含有丰富的 ω-3 脂肪酸。2002 年，在美国精神病学杂志上刊载的一篇研究报道显示，每天保持摄入 1g 鱼脂肪的人，产生不安、失眠、难以言说的郁闷、自杀倾向、性欲减退等负面情绪的可能性比不摄入的人要减少 50%。三文鱼、青花鱼、鲱鱼、沙丁鱼、金枪鱼以及核桃中含有大量鱼油。此外，维生素和矿物质的摄入也很重要。有报告称缺钙会使抑郁症病情加重。含有大量钙元素的食物有牛奶等乳制品、海带、紫菜、浒苔等海藻类、鱼肉、干虾仁、蛤蜊、大豆、豆腐等。镁元素对于血清素的合成有一定的帮助，含有大量镁的食物有糙米、大豆、杏仁、鱿鱼、海带、虾、牡蛎等。

* 抑制皮质醇分泌的食物

皮质醇的主要机能是储存身体活动所需的能量。虽然不清楚间歇性分泌皮质醇是否有好处，但长期处于皮质醇含量很高的状态下，身体易出现对胰岛素的抗性增强、体重增加、免疫力下降以及情绪障碍等状况。下面让我们来了解一下可以降低皮质醇、抵抗压力的食物吧！

由于高蛋白食物不会使血糖上升，可以防止胰岛素急剧分泌且不会给身体带来负担，因而可以降低皮质醇。含有丰富蛋白质的食物有鸡蛋、瘦肉、家禽类、鱼肉、乳制品、大豆等。还有一个原因使得我们感到有压力时必须要补充蛋白质：皮质醇可以分解我们体内的蛋白质。高蛋白食物不单是很好的能源，还能为我们提供多种维生素和矿物质，这些都对抵抗压力很有帮助。

此外，如果体内产生一种被称为类二十六烷酸的炎症物质，可能会导致体内过度分泌皮质醇。这类炎症物质是由 ω-6 脂肪处产生。近年来，由于西式的饮食习惯逐渐被人们所接受，因而导致 ω-6 脂肪的摄入量大大增加，而 ALA、EPA、DHA 等 ω-3 脂肪的摄入量却在减少。其中 ω-3 脂肪中的 EPA，可以抑制类二十六烷酸的产生，进而可以减少皮质醇的过度分泌。由此可见，比起 ω-6 脂肪，食用含有丰富的 ω-3 脂肪的食物可以降低皮质醇含量，如上文所述，ω-3 脂肪可以促进血清素分泌，使心情变愉悦，同时还可以有效地缓解压力。

水果蔬菜中含有的大量营养素对于压力的调节有积极作用，其中最具代表性的就是维生素 C。2003 年，《Psychology Today》曾刊载了一项研究，维生素 C 能减少皮质醇的分泌，对于降低身体及心理上的压力有很大帮助。但由于维生素 C 对热和氧气十分敏感，因而洗完后马上生食蔬菜水果更加有利于维生素 C 的摄入。维生素 C 含量丰富的食物有辣椒、红灯笼椒、甜橘类、菠萝、草莓、西红柿以及西兰花。

* 能使瘦素均衡的食物

瘦素是可以使大脑产生饱腹感，从而抑制食欲的激素。但如果瘦素含量过多，反而会使瘦素的敏感性下降，引发持续性暴饮暴食。食用瘦素含量丰富的饮食，不会使我们体内的瘦素含量增加，因为瘦素不能被肠道吸收。即使有些食物中含有大量的瘦素，但却对减肥或提高食欲没什么作用。此外，由于瘦素是由我们体内的脂肪细胞分泌出来的，所以吃再多含有瘦素的食物也无法增加瘦素值含量。

但是有些食物可以通过控制瘦素的敏感性，来达到增肥或减肥的目的。如果食用能提升瘦素敏感度的食物，可以增强大脑对瘦素的反应进而可以降低食欲，有效地促进能量消耗达并到体重减轻的效果。

Byron Richard 曾在他的书《瘦素减肥》中写到，摄入过量的碳水化合物和零食是导致瘦素敏感性下降的最主要原因。高碳水化合物食物由淀粉构成，面粉、土豆、放入大量砂糖的食物以及含有很多果糖的糖浆等都会降低瘦素的敏感性。另外，暴饮暴食或者经常吃东西也会使瘦素敏感性下降，进而成为变胖的原因。

然而有些食物可以促使瘦素达到均衡状态，还能提升其敏感性，增强大脑的反应。早餐时食用蛋白质含量丰富的食物，可以使瘦素的敏感性得以恢复。蛋白质能抑制使食欲增加的脑肠肽的分泌，降低饥饿感。如果不吃早饭，脑肠肽的增加会导致饥饿需要提前吃午餐，同时也会促使自己摄入比平时更多的卡路里，甚至在下午还会吃很多零食，进而导致发胖。

含有丰富膳食纤维的食物和多叶绿色蔬菜容易在肠胃中膨胀几倍，因而即使食用少量也很容易产生饱腹感。利用含有大量纤维质的食物来满足饱腹中枢，可以促进瘦素的分泌。

此外，由于瘦素在餐后 20 分钟开始分泌，因此吃饭最少要花费 20 分钟，要养成细嚼慢咽的好习惯。瘦素的分泌还与睡眠有着很强的关联性，晚上如果不能好好地休息，瘦素分泌不断减少时，会使食欲变得更加旺盛；还会使人们在白天感到很疲劳，从而减少运动量，最终会使自己变胖。

* 其他必须的维生素

减肥时经常会出现神经过敏、全身无力、注意力下降、疲劳等精神上的病症，并且很容易感到疲倦，主要是因为维生素 B 不足而导致的。人体内如果缺乏维生素 B 族，就会使能量代谢出现问题，因此很容易感到疲劳，妨碍减轻体重。维生素 B 是一种辅酶，它是碳水化合物、脂肪、蛋白质这三大营养素转化为能量的燃烧过程中必不可缺的物质，其中脂肪在分解代谢后生成能量过程中所必需的成分就是维生素 B 族，其中包括维生素 B1（硫胺素）、

B2（核黄素）、 B3（烟酸）、 B5（泛酸）、 B7（生物素）、 B12
（钴胺素）。

　　体内在生成可以消除压力的血清素时也需要维生素 B。维生
素 B1（硫胺素）、B3（烟酸）、B6（吡哆醇）、B9（叶酸）可
以帮助我们从摄入的蛋白质中合成血清素原料——色氨酸。如果
在生成血清素的过程中缺乏必要的维生素，会因血清素的减少而
影响人的心情，最终导致肥胖。我们可以通过食用健康营养均衡
的食物，摄入充足的维生素 B 族。含有丰富维生素 B 的食物有瘦肉、
鱼肉、家禽类、坚果类以及鳄梨。

　　锌作为必需矿物质中的一种，多种激素的活动都需要它；同
时锌对于细胞的排列起着重要的作用，是伤口复原、发育所需的
必要成分。锌还与肥胖有一定的关系。2006 年巴西的一项研究表
明，与一般人相比，肥胖人群体内的锌浓度低。这是因为锌可以
促进瘦素的分泌，调节食欲，体内缺乏锌的后果就是会引起肥胖。
锌含量丰富的食物有蜂蜜、红色瘦肉（猪、牛、羊）、蛋、菠菜、
水产品、坚果类、大豆、蘑菇、南瓜等。

　　有利于减肥的食物往往也是健康而又均衡的。然而无论多么
好的食物也不能偏食，为了减肥而只吃一种食物或者不规律饮食，
会打破体内激素的平衡，使我们变成不吃东西也会长肉的体质。
我们应该多吃优质的蛋白质和蔬菜，少吃精面粉及含糖量高的食

物；此外不要因吃东西而产生心理负担，而要怀着愉悦而感恩的心去吃东西，这就是让自己变瘦的秘诀。●

走出"懒"的牢笼

40

肥胖与短期的运动没有很大关系，而是与长期的饮食和运动习惯相关。有很多人觉得眼前要做的事情很烦，甚至觉得所有事情都很烦，因而就会逐渐变得越来越懒惰，长此以往自然就会使得体重增加。这都是"懒"惹的祸。

不知从何时起，曾经线条分明的身材变得越来越圆，脸、背、肚子不断地变圆，胸部和屁股也在无止境地下垂。身体的老化要比皮肤老化稍微晚一些，一般是从30岁开始，而一旦身体开始老化，就很容易引起体重骤增的现象。众所周知，想要减轻体重，就必须要适当的饮食搭配合理的运动。也就是说，长期坚持少食加上合理的运动的饮食、运动习惯，就能拥有理想的体重。其实多吃东西并不会有什么问题，而是由于吃太多东西还让人更加不愿意动弹，从而变得越来越"懒"。因此对平时运动量较少的人来说，想要减轻体重，就一定要进行适当的身体活动。

同时，缓慢而长期地坚持下去也很关键。想快速减轻体重的人往往都会克制自己吃东西，但其实这只会使自己吃东西的欲望更加强烈，也有可能会因此出现暴饮暴食的现象。简言之，想要短期内改变自己的习惯只会使自己的身体容易出现反弹。

如果想坚持好好管理自己开始出现老化的身体，回到20多岁时候的苗条身材，不断地改变饮食习惯和运动习惯是十分重要的。我们通过简单地重复训练就可以达到这一目的，为了能轻松而长期坚持的运动，我们有必要进行一定的训练。对于长期不规律的生活，缺乏运动，暴饮暴食、减肥、绝食的人来说，即使东西吃的很少，每天起床时也会觉得身体很沉、没有力气。

▶ 习惯的重要性

我治疗的患者中有一位就很"懒"，她每个季度都会来医院减肥。这位一眼看起来就觉得应该至少减 15kg 的懒女可以说跟专家没什么区别，因为关于减肥的种种就没有她不了解的。但是到了她自己减肥的时候，所有方法就完全失效了，减肥几年体重依旧，甚至连尺码都没什么变化。为什么会这样呢？原因就在于她雷打不动的习惯。

习惯真是个可怕的东西。大家都知道，如果一定要减肥，就必须要比平时吃得少，还要每天坚持运动。但是明知它的重要却仍不能坚持，甚至明知道自己哪里有问题，却完全不改变。出现这样的情况主要是因为我们习惯中的"懒"导致的。

一般人在做某件事感到厌烦时就会选择停止。"少吃一点就饿得头晕，这可不行""还要工作呢，怎么可以少吃""等这周过去后就开始"，用这样的话来为自己的懒惰辩解的人非常多，这就是有些最开始已经减肥成功，不久后又回到原来体重患者的根本问题所在。

▶ 从长期懒惰中逃离出来

想要找回二十多岁时苗条健康身体的你，首先必须要摆脱长期的懒惰习惯。为了找回自己想要的样貌，就必须从怕麻烦的心态中逃离出来。不要只抱怨身体沉重，从现在起让我们给生活带来些许变化，带着要改变的想法可以促使我们养成新的习惯，开始新的运动，最终使我们的生活发生巨大的变化。

很长一段时间以来，我一直都在坚持进行早间运动。每天 5 点 30 分到 6 点左右起床，这期间可以让我充分地清醒；在这之后就开始进行 45 分钟 ~ 1 小时的类似走路的有氧运动和力量运动。当然由于前一天晚上喝酒喝多了或是有早餐聚会、早间会议等，可能会出现缺席的情况，但如果可以运动就尽量不要缺席。

虽然有一些减肥指南称不建议减肥的人经常称体重，但就我个人而言，我是属于运动后经常去称体重的那类。因为我认为在称过体重后，就会让我不自觉地想起一天吃过的东西，进而可以使自己养成主动少吃的习惯。

希望本书的读者，可以在早上或晚上确定一段固定的时间，尽量坚持在这段时间里进行一些轻松的运动。要知道长期坚持一个小小的习惯，就能使身体慢慢适应它。

平衡自尊心

40

　　"自我尊重"简称"自尊"，作为一种珍贵的心理而存在。它赋予我们爱与被爱的权利，同时使我们相信自己能成功地达成某些事情。

　　美国医生兼哲学家 William James 在 1890 年最先引用了自尊一词，他认为当一个人的自尊受到伤害时，容易患抑郁症甚至会有自杀倾向。自尊心弱往往指的是无视自我价值的情况，而自尊心强的人经常会出现抑郁、不安、愤怒、害怕等一系列消极情绪。

　　严重自卑的人经常会出现信心不足，此外还会经常陷入不安当中。他们经常认为自己没有得到其他人的认可，因而不会积极地与他人进行交流。此外，也可能因为某些小事上与某人意见不一致，进而拒绝跟这个人交往。自尊心强的人能让人觉得他们更为积极，他们往往能很轻松地处理各种危急情况。但如果自尊心过强，就可能会无视他人的评价与批评，稍有不慎就会有些目中无人。因此使自尊达到适当的平衡很重要，自尊心平衡才能使得人们社会生活保持和谐，帮助人们从压力中逃离出来。

▶ 不要妄议自己的身材

肥胖的人往往自我评价都很低。经常说自己胖的人其实属于一种自我贬低，自己会感觉到郁闷；同时，他们还觉得别人都在很无奈地看着自己，这种感觉会让他们产生一种自卑感，从而不能与人轻松地交流。此外，肥胖者中女性患抑郁症的概率极高，也有很多患类似厌食症或暴食症的摄取障碍疾病。

韩国顺天乡大学和延世大学以韩国成年女性为调查对象，为探求自尊与抑郁症的关系进行了相关研究，研究结果表明，肥胖女性要比超重和正常女性的自我评价低且抑郁症的发病率高。

2010 年，葡萄牙里斯本科技大学发表的一篇论文中，也提到了自尊与肥胖治疗的关联性。为了解正在进行行为性肥胖治疗的人会给自己的形象及精神方面的健康带来怎样的影响，他们以平均指数在 30.2 以上的超重或肥胖女性为对象，进行了 4 个月的短期观察及长达 12 个月的追踪测量。

该项研究以"对自己身材的不安""对自己体型的忧虑"为指标，对目标对象身材方面的形象进行调查。而围绕自尊、情绪障碍、是否有抑郁症等，对她们精神医学方面的健康状态进行调查。调查结果显示，随着接受肥胖治疗使她们自身的体重不断减少，她们身材方面的形象及精神医学方面的健康都在朝着积极的方向发展。此外，形象和自尊的同时提高有助于促使她们长期积极地进行减肥。

在自爱的同时，自己的身体和心灵都会逐渐变得积极，即自尊的提升是减肥的基础。我们可以根据下表进行自尊方面的自我测定。

罗森伯格自尊量表

很不符合 (1)，不符合 (2)，符合 (3)，非常符合 (4)

1. 我觉得我是一个有价值的人，至少与其他人在同一水平上	1	2	3	4
2. 我感到我有许多好的品质	1	2	3	4
3. 归根到底，我倾向于觉得自己是一个失败者	1	2	3	4
4. 我能像大多数人一样把事情做好	1	2	3	4
5. 我感到自己值得自豪的地方不多	1	2	3	4
6. 我对自己持肯定的态度	1	2	3	4
7. 总的来说，我对自己是满意的	1	2	3	4
8. 我要是能看得起自己就好了	1	2	3	4
9. 我确实时常感到自己毫无用处	1	2	3	4
10. 我时常认为自己一无是处	1	2	3	4

(30 分以上：高，20 分以上：一般，19 分以下：低)

这是美国心理学家米歇尔·罗森伯格（M.Rosenberg）开发的 10 项问题，该表可以作为测定总体自我尊重感的指标。

19 分以下的人属于自尊程度较低。自尊程度较低的人与自尊程度高的人相比，在接收到同等强度的压力时会更容易受到压力的影响。由于自己不热爱自己，自己对自己的评价永远都很严苛，导致自己经常觉得郁闷不安且无法对自己的成就感到满足。总而言之，毫不夸张地说，自尊程度低的人会不断地受到压力。

当人们受到压力时，为了克服压力会做出多种反应。主导这些反应的就是前文所说的有着压力激素之称的"皮质醇"。

通常来说，血液内的皮质醇浓度会根据睡眠程度、压力、运动、疾病、饮食等不断地变化。自尊程度低导致人体受到压力，体内的皮质醇浓度上升，从而导致人体的代谢"引擎"缓慢引起发胖。此外还可能增加人们对类似曲奇饼、蛋糕、甜饮料等高卡路里食物的欲望，从而使脂肪大量积累导致肥胖。

▶ 制订现实的目标值

提升自尊程度的具体方法是什么呢？首先最重要的就是"积极的想法"，想法越是悲观的人越容易埋没自己的想法，另外还容易发生很多不利的事情。比如在减肥前产生"我肯定坚持不下来"这样的想法，那么这个人减肥失败的可能性则非常大。

相反有"一定能坚持下来"的自信的人，即使在减肥期间觉得辛苦想放弃，最后也能坚定自己的信念。即使最终失败了，也不会感到很失败，会尽可能让减肥期间所做的努力都有意义。

另外，我们要宽恕自己。自尊程度越低的人对于自己却出乎意料地严苛。有些人一失误就开始自责，觉得自己很丢脸，这类人在克服这种心理方面，要比其他人更加困难。每个人都会有失误，我们要知道短暂的失误或是错误并不能左右我们的人生，无论遇到多么棘手的情况，都应该宽恕自己，并且要有能够解决这个失误的意志和决心。

最后就是应该经常鼓励自己，给自己鼓劲打气。经常奖励称赞自己的人能够获得更多的正能量，在需要时更能发挥出自己的能量。"即使不漂亮，即使很平凡，但我爱我自己！"

德国著名心理医生 Rolf Merkle 在《爱自己的心理学》一书的序论中写到："现在的我爱我自己，我会客观地根据自己的实际情况确定一个一定能够完成的目标"，这是减肥的第一步，也是最重要的一步。

第一个月减掉 5kg，第二个月减掉 10kg，像这样过高地设定减肥目标很容易失败。单纯地只是以达成目标值为目的的减肥，在无法完成时伴随产生的挫败感也是巨大的。首先可以设定腰围缩小一个尺寸的具体阶段性减肥目标，当自己取得一点点成绩时要满怀感激，并好好地奖励一下自己。我们要坚信，无论付出什么样的努力，花费多少的时间，最终一定会有一个好的结果。

感激现在

有研究结果表明，认为自己胖的人真的会使自己变胖。2012 年某肥胖医学刊物上刊载了 HUNT 研究（The Hunt Study），研究结果表明，青少年时期明明是正常体重却自己认为自己很胖的人在成年后真的会变胖。

1984 年起，HUNT 研究以跟踪调查的方式，对居住在挪威某一地区的十三万余名居民进行健康相关的研究。他们以 1196 名 13~19 岁的青少年为研究对象，询问他们对自己的体重有什么看法，并在 11 年后对其身体的变化做了相关的追踪调查。

在 11 年后，对这些当初体重都为正常值的青少年的身体质量指数和腰围再次进行了调查：身体质量指数超过 25 以上的为"超重"，而在 30 以上的为"肥胖"；超重女性的腰围基准为 80cm，男性为 94cm；肥胖女性的腰围基准为 88cm，男性为 102cm。

当时认为自己胖的人，11 年后达到超重的女性占 59%，男性占 63%。而当时对自己的体重很满意的人群中超重的女性为 31%，男性为 48%。在对腰围进行调查的人群中，觉得自己腰围粗的人中，11 年后超重的女性为 78%，男性为 55%，而满意自己体重的人中超重的女性为 55%，男性 29%。

为什么会出现这样的现象呢？根据目前的研究结果来看，过于担心自己的体型或是因为身材而产生压力的人往往更有变胖的可能；此外，认为自己超重的人，一般都会因不吃早饭或激烈地减肥而使自己变胖。

瑞士苏黎世联邦工大神经科学中心伊莎贝尔·万斯教授在《自然神经科学目前的问题》中记录的一项研究结果显示，后天产生的心理创伤会通过精子遗传给后代。该项研究将幼年老鼠与鼠妈妈强制分开，经历过"生离死别"

的小老鼠由于产生了心理创伤而会本能地做出一些事情。例如：正常的老鼠为了生存，会出于本能地害怕开阔而光明的地方，然而有心理创伤的小老鼠却并不害怕。

研究组将经历过心理创伤的老鼠与没有经历过创伤的老鼠进行对比，发现这些小老鼠的血液、大脑及精子中含有大量的特定"微小RNA分子"，而老鼠可以通过该物质将心理创伤（即压力）遗传给下一代。所谓的微小RNA的核心作用是调节生物的遗传基因，并决定体内合成蛋白质的数量。另外研究组发现，没有直接经历过心理创伤的小老鼠与直接经历心理创伤的父辈老鼠一样，体内也含有超过平均值以上的微小RNA分子。这证明压力是可以代代相传的。肥胖压力也是如此。

▶ **怀着感恩的心，让自己变苗条**

如果一个人持续因变胖而感到心烦，这本身就是一种心理创伤。事实上前来就诊的肥胖患者并非有多么强烈的减肥欲望，而是因为肥胖让他们觉得像犯了罪似的不好意思，或是在生活中因为肥胖而遭受到了各种压力。我在面对这样的患者时，经常会在开处方之前建议他们先从想法上改变自己，这比想象中的还要简单。我们应该怀着感恩的心面对一切。感恩之心能够激活我们大脑左侧的前额皮质。人们在乐观热情且充满活力的积极感情下，能使左侧前面的前额皮质变得更加活跃。而大脑左侧的前额皮质活跃能够舒缓压力，使人产生幸福感。

加州大学戴维斯分校的心理学教授 Robert Emmons 通过实验证明"心怀感恩的人会更有生命力、更有警觉性，且对于任何事情都十分积极热情、能和其他人建立很良好的关系"。他将 12~80 岁的人分成两组，一组让他们每天都写感谢的日记，而另一组则让他们详细地记录每天发生的事情。一段时间后，两组的幸福指数测量结果产生了巨大的差异。每天写感恩日记的人中四分之三的人幸福指数很高，并且在睡眠、做事和运动方面能产生了更好的效果。仅仅只是单纯地拥有感恩之心，就能使大脑的化学结构和激素发生变化，从而使神经递质发生改变。这样的变化可以缓解压力，从长远角度来看对于减轻体重也有着十分积极的作用。

这不由得使我想到英国的诗人兼画家 William Black 曾说过的一句话："心怀感恩的人必然会有丰盛的收获。"

重复两个月以上

　　《欧洲社会心理学期刊》曾于 2010 年刊载了一篇伦敦大学心理学研究组的调查结果，该结果显示改变习惯需要投入大量的时间，仅仅用我们所认为的三周时间是远远不够的。研究组以 96 名实验者为对象对他们的生活习惯进行了为期 12 周的观察。该实验首先让他们选择各自想要改变的习惯，最后来检查他们是否通过 12 周的时间养成了新的习惯。另外针对他们是有意识还是无意识的实践，也进行了记录。他们想改变的习惯多种多样，有简单的也有复杂的。12 周后，研究组通过收集他们的数据并进行分析，最后确定人类在适应一个新的习惯平均花费的时间为 66 天。

这就意味着人们至少需要两个月以上来重复一个新的习惯，才能让这个习惯自然而然地发生。研究组发表报告称，由于改变一个习惯需要很长时间，因而没有必要过早或是轻易感到失望。研究结果表明，为了减肥而改变饮食习惯和运动习惯需要花费相当长的时间。因此不要过早地放弃或是言败，而是应该尽快承认失误并继续坚持改变习惯的训练。不要忘记，花费 2 周、4 周、8 周的时间是无法完成减肥目标的。减肥的效果在第 8 周才开始逐渐显现。

▶ 与减肥签订和平协议

现如今，很多人经常使用"与某某的决战"这样的说话方式。这是体现我们解决问题的坚定意志的一种表达形式。然而以这样的立场来解决问题的态度是很难成功的，比如与毒品的战争、与犯罪的战争、与癌症的战争、与贫困的战争等。尽管美国政府宣布了要与犯罪和毒品做斗争，但美国的皮尤研究中心（Pew Center）的调查结果显示，过去三十年间，有关犯罪和毒品等非法行为反而出现暴增的情况。美国戒毒所收监的人口数量由 1980 年的 30 万人激增至 2007 年的 231.9 万人。

人类和疾病的宣战赐予我们最好的礼物就是大量的抗生素。最开始它看似十分成功，能让我们战胜传染病。然而现在很多专家认为，滥用抗生素会使人体对可以杀死细菌的抗生素产生抗药性。

　　战争是心理的消极方式。基于这种心理的行动只会将对方看做"敌人""罪恶"，最后反而会更加激化这种矛盾。

　　"与肥肉之间的战争"也是如此。如今，无论男女老少都在展开"与肥肉之间的战争"，这次下定决心了一定要成功，紧接着就投入了这场减肥事业当中，然而将这些必须要清除的肉看作敌人，怀着这样的心情展开的一场"与肥肉之间的战争"注定会失败。什么是肥肉？肥肉是与蛋白质、碳水化合物统称为人体的三大营养素之一的脂肪。我们身体的脂肪能储存能量，也是人体内十分理想便捷的燃料。此外还能保护我们的脏器免受冲击，在极端恶劣的环境下可以让我们抵抗严寒；还能为人体输送维生素 A、D、K、E。然而我们却没有感谢作为必需三大营养素之一的"脂肪"的存在，反而将它看作敌人，对于它的存在持如此消极的态度最后只会导致减肥走向失败。

　　当然"与肥肉之间的战争"中的肉指的是过度增长的肉。

但是长这么多肉是谁造成的呢？难道有人会为了强迫你减肥而在后面拿着凶器威胁你么？归根结底是因为自己不满意才开始减肥的。

如果称作与肥肉之间的战争显得有些极端，因为这无异于是在向自己宣战。因此我们应该先抛弃这种极端的态度，也不要再强迫自己进行这类过度地减肥了。短期的减肥战争只会让自己身心都倍感疲惫。

打造适合自己的
时间表

40

肥胖能引发严重的并发症和生活习惯病，但解决肥胖问题却非常棘手。体重减轻的根本在于减少热量（卡路里）和增加运动。但是仅通过运动来达到减肥目的，就像"骆驼穿过针孔"一样，非常困难，因为我们每天需要上班或是做生意，很难抽出大量时间去运动。此外，身体只要感受到一点点压力，就会自主地倾向于选择高卡路里的美食。

如果您正在为减轻体重而努力，那么最重要的饮食习惯就是要规律地进食，因为规律的饮食习惯可以调节与食欲相关的激素分泌。不吃早饭或是午饭的人很容易在下顿饭时出现饮食过量，甚至会出现暴饮暴食的现象。由于补偿心理会使自己吃得过多，激素分泌失调也会导致食量突然大增。

为避免食欲大增，用餐时间应该间隔 6 小时左右，这样可以使得碳水化合物、脂肪以及蛋白质维持在一个均衡的状态。以碳水化合物为主食，可能会使人更加容易饥饿，而以蛋白质为主则能够缓解饥饿感、控制食欲。可以说抑制食欲的增加，对减肥的人来说非常有必要，我们在用餐时最好选择以蛋白质为主的饮食。

▶ 肉类中的脂肪要比蛋白质多

以下两点遵循用餐时间的注意事项，我们需格外注意。首先是注意摄入肉类（蛋白质）的时间，其次是与水果（糖分）相关的注意事项。为摄取蛋白质我们应该多吃一些肉类，因为肉类对身体组成和睡眠都有着重要意义。然而我们现在的饮食摄入情况却完全不是这样的。

一般来说，捕获的野生动物体内脂肪含量低于 7%，意味着野生动物的脂肪含量低而蛋白质含量高。

而畜牧养殖的肉类中脂肪含量在30%左右，脂肪含量偏高。也就是说，我们非常喜欢的牛肋眼肉、排骨和牛里脊等肉类中含有30%以上的脂肪。通常情况下，通过肉类摄入的是脂肪而并非蛋白质了。

脂肪与碳水化合物不同，1g脂肪能非常迅速地转换产生9卡路里的能量。也就是说，少量的脂肪中也含有非常多的卡路里，这就是问题的关键所在。200g含有大量脂肪的牛肋眼肉与等量的瘦肉中所含的卡路里含量差别很大，可能夸张到存在两倍左右的热量（卡路里）差异。因此我们需选择摄入脂肪含量少的肉类。

关于水果中的糖分，有这样一个小故事：从韩国移民去夏威夷的女性，由于过分相信橙子中的维生素对身体有益，在无聊的时候就会榨一杯橙汁喝。一天少则8杯，多则20杯，一年后她们的体重比原来足足增加了有20kg。

因无知而造成的一些突发状况，可能会使得很多人有类似的担忧。她们只关注了水果中含有的维生素，却忽略了热量（卡路里），导致了肥胖的发生。虽然水果中含有多种好的维生素和抗氧化剂，但其中也含有过量的果糖（糖分）。因此如果只注重维生素，会使得身体不知不觉地像气球一样鼓起来。如果你想摄取大量维生素、矿物质一类的微营养素，经常吃蔬菜要比水果更有益。

补充矿物质

　　生活在 19 世纪 50 年代到 70 年代的人们严重缺乏营养，而如今我们的生活却有些营养过剩。生活在这样一个充满了各种小吃和高卡路里食物的时代，味觉也难免沉沦于各类食物中无法自拔。

　　这也会产生一些不良的影响：身体在以碳水化合物、脂肪和蛋白质为原料生产能量时，会缺少必需的微量营养素。

　　微量营养素指的是维生素和矿物质。缺乏维生素可能会引发非常严重的疾病，例如以前很多人有脚气、夜盲症等。而如今这些疾病已经逐渐被我们遗忘，甚至很少见了，主要是因为我们常吃的维生素能帮助我们维持生命和身体机能并对抗这些病症。

人体在消化食物及运动过程中产生的活性氧，可能会给身体带来致命的危害。它会引发神经细胞损伤、各类细胞功能减退，导致寿命缩短。为了预防老化，我们需要可以清除这种活性氧的装置和物质。而维生素和矿物质，正是清除活性氧作用所需的物质。

▶ 减肥过程中绝对不可以错过的 1% 的真实

如今，减轻体重的方法主要有饮食疗法、运动疗法、药物疗法和手术疗法等。这些方法主要是根据人们对于肥胖的传统认识，通过减少热量的摄入、增加运动量的方法来使自己达到减轻体重的目的。

虽然这类传统方法对减轻体重而言，非常具体也很普遍，但是对某些人来说，相似的运动量和食物摄入量也会导致体重出现差异，这解释起来有些复杂。

通过对美国中年女性进行研究，发现导致腹部肥胖的原因有吸烟、缺乏运动、摄入高热量食物、不安愤怒、抑郁、社会支持的削弱等。此外，众人熟知的肥胖原因还有脑垂体疾病、内分泌疾病、营养过剩、缺乏运动、遗传因素及药物等。即使仔细的分析这些原因，也很难解释摄入相同的热量却出现不同的体重这一现象。

虽然部分研究人员并没有阐明这种现象的原因，但他们认为个人消耗能量速度的不同，是因为个人生化特性（Biochemical individuality）。可以通过确定细胞内能量代谢的效率来分析，但由于现在还没有能确切测量细胞内能量代谢程度的方法，我们可以暂时通过检测生成能量的过程中所需的矿物质来间接确定。

美国卫生保健专家 Brenda Watson 博士利用头发进行检测，对人体内的多种矿物质元素进行测量。根据各矿物质所占比例及结构，可以反映出不同的生理生化特性，进而可以了解个人代谢的情况。此外，如果矿物质能够达到均衡的状态，就可以调节个人的能量消耗效率。

与生化特性因素类似，我们也无法忽视遗传问题。它与压力、环境激素、重金属污染、土壤污染、药物滥用、营养不均衡等因素也有一定的相关性。而这些都是影响能量消耗过程中脂肪氧化程度的因素。由此可见，如果人体内脂肪氧化不正常，就无法使累积的脂肪得到有效地利用，还会引起持续地脂肪过度积累。

当体内与能量消耗相关的助酵素（co-enzyme）的组成成分——维生素 B1, H, B3, B5 和矿物质镁 Mg、锌 Zn、铜 Cu、锰 Mn、铬 Cr 等失衡时，就会导致能量在消耗和持续代谢方面出现问题，而导致脂肪过度积累。可以说维生素和矿物质在减轻体重方面，有着不可或缺的作用。

肥胖治疗的终极目标是使过度存储的脂肪减少，进而改善由脂肪所导致的代谢异常等问题。因此我们需要首先确定每个人的能量代谢类型，然后通过补充原本不均衡的助酵素成分及矿物质来改善这些问题。这样可以促进脂肪氧化，提高代谢的效率，最后可以使减轻体重，维持健康的身体能量状态。

需求量一天超过 100mg 的营养矿物质为钙 Ca、镁 Mg、钾 K、钠 Na、磷 P 等；需求量低于 100mg 的微量矿物质有铁 Fe、锌 Zn、铜 Cu、硒 Se、锰 Mn、钴 Co；而铅 Ph、水银 Hg、铝 Al、铬 Cd 等则为有毒矿物质。

在这些矿物质中，除了有毒的矿物质外，其他的矿物质与能量的生产过程有着非常紧密的关系。它们在细胞质的氧化过程及将线粒体中产生的能量排出的过程中起到非常重要的作用。也就是在生成能量的过程中，助酵素能对能量生成效率及老化产生影响。因此，这些矿物质的不足或不均衡是诱发老化状态的要素之一。不仅如此，这些矿物质还有抗氧化的作用，类似锌 Zn、铜 Cu、锰 Mn 元素。

矿物质的特征为无法在体内生成，必须通过食物摄取。排泄的方式主要有小便、大便以及汗液。另外，矿物质的吸收、代谢以及排泄是依靠内分泌系统的活性以及神经的调节来完成的。这些矿物质之间既存在合作关系，又存在对抗关系。而我们必须要知道的是，为了正常地代谢，多种矿物质之间形成适宜的比率是十分重要的。

在将矿物质与肥胖相关的确认研究中，发现有抗胰岛素特性的相关成分起着非常重要的作用。我们都知道，肥胖会使人体产生抗胰岛素的特性，由此可能会引发糖尿病及高血压。往往少量的矿物质，就能产生独特的作用。而值得一提的是，在这些矿物质中也存在可以抵抗胰岛素的成分。

▶ 阻止糖尿病及高血压产生的镁（Mg）

血液中及细胞内缺乏镁元素不足与抗胰岛素的特性有着很大的关系。镁元素的减少可以抑制作用在胰岛素受体上的酶，进而诱发抗胰岛素的特性。为了应对这个问题，人们进行了无数的研究且仍在研究当中。根据前文可见，镁元素不足会诱发身体抵抗胰岛素的特性，最严重的可能会引起高血压及糖尿病。

在被称为 chlorophyll 的叶绿素中含有大量的镁元素，

而黄绿色的蔬菜就是这种元素的重要供给源。但是镁元素还存在其他的问题，它不但摄取量小且吸收非常困难。对于镁元素不足的人来说，想要健康就应该尽可能大量地摄入更容易吸收镁元素的食物，这将会有非常大的帮助。

▶ 可降低胆固醇的元素铬（Cr）

铬 Cr 又被称为葡萄糖耐量因子（Glucose Tolerance Factor），因为它在体内可以很好地利用糖。铬元素可以直接与胰岛素受体相结合，完美地激活胰岛素的受体，从而帮助胰岛素使体内的糖分可以被很顺利地消耗掉。不仅如此，它还可以使胰岛素受体的数量增长，降低胆固醇，并且有减少中性脂肪的效果。肥胖可以说是由能量摄入及消耗的不均衡所导致的，但在能量代谢的过程中可能会由于某些原因，或是个人的能量代谢形式的差异导致肥胖的产生。此外，也可能会由于与能量代谢相关的酶、受助酵酶作用的维生素或矿物质的不均衡等问题使能量代谢的效率不均衡，而导致肥胖的发生。因此采用减少能量的摄入、增加运动量的传统肥胖治疗法的同时，再加上可以增加能量代谢效率的方法（如通过对不足或过量的矿物质进行补充的方法，可以提高能量代谢效率），对于彻底而又有效的减肥是很有帮助的。

当然，由于无法准确地测量出能量代谢的具体速度，因此目前的研究结果仍然有些不足。但是对关注尝试新的能量代谢效率方面的研究是很有帮助的，希望今后研究人员能够进行更多的研究，也希望可以采用更多更精确的方法进行诊断和治疗。

不能忽视水的重要性

40

2500 年前，古希腊哲学家 Pandaros 曾说过"水是最好的医生"，现代医学的创始者 Hippocrates 和 16 世纪医学家 Paracelsus、Benedict 等人，都认为水具有非常卓越的治疗作用。

世界卫生组织 WHO 也称"常饮干净的水能够治愈 80% 的现代疾病"，这足以说明水对于我们身体的重要性。人体的组成成分中水占成年男子体重比率的 60%~70%，其中 40% 存在于细胞中，被称为细胞内液；20% 存在于血液中的血浆及淋巴组织液中，被称为细胞外液。人体根据组织和器官的不同，水分的分布比重也有所差异。脂肪组织中含 20%，神经组织中为 70%~85%，结合组织占 60%，骨及骨髓占 25%~30%，肝脏中为 70%，肌肉中为 75%，肾脏中占 80%。

因此如果我们体内缺少 1% 的水会觉得口渴；缺少 2% 的水会使工作效率降低；缺少 4% 的水会产生低烧、焦躁、判断力下降；缺少 5% 以上的水会产生幻觉，并且从这个程度开始就容易引起很严重的问题；缺少 8% 左右的水会出现眩晕及呼吸困难的情况；缺少 10% 的水就处于非常危险的状态了；而当体内缺少 20% 的水就会出现循环障碍、肾功能衰竭，甚至会导致死亡。人在 4~6 周不吃饭没什么问题，但是一到两周不喝水却很难坚持下去。

水对于我们人体是非常重要的。它构成了细胞，还可以为人体运送营养素和废物等。水不但构成了消化液，在合成蛋白质方面也起着非常重要的作用。同时可以防止脱水现象，帮助人体维持体温，还可以在人体受到冲击时起到保护的作用。可以说水是与我们的生命息息相关的要素。

那么作为我们人体所必需的水，究竟一天应该摄入多大量最合适呢？我们人体的构成成分中占据最多的就是水分，成年人体重的 60% 以上都是水分，因而好好地调节水分是十分重要的。世界卫生组织建议人们每天喝 8~10 杯水，大体上每人每天需要的水分为 2000~2500ml。

人们每天摄入的食物中大概含有 1000ml 水分，在人体中通过各种代谢过程产生的水分为 300~400ml，总共吸收的水分达 1400ml。每天通过呼吸和皮肤排出体外的水分为 800~1000ml，通过大小便排出 1600~1800ml，因而每天需要补充 1100~1300ml 的水分，这里所说的水并非指通过食物获取的，而是指单纯的饮水。因此，这与世界卫生组织建议的饮水量有些出入，我们只要用 200ml 的杯子喝 5~6 杯水就完全能够做到了。

▶ 咖啡和茶对身体不好

2013 年，通过对 14~18 岁青少年饮水情况进行的相关调查，显示他们平均每天喝的量不足 4 杯。这可能会引发长期性的脱水。不仅如此，大多数人的饮水量仅为标准的 40% 左右，因此大部分的人都需要更加努力地去补充水分。而造成我们喝水较少的理由有"去洗手间感觉很不方便""水越喝越渴"。

此外，也对一些公司职员进行了相同的调查，他们中很多人认为，喝咖啡和绿茶等饮料与喝水对水分的摄取没什么区别。在这里我们不得不纠正一下，大家对于水分的摄取方面的错误认识。咖啡、绿茶和啤酒等虽然是和水一起喝下去的，但是它们有一些利尿作用的成分，饮酒后马上小便会很容易出现脱水的状况。因此喝这些饮料的同时，就需要我们摄入更多的水。

那么多喝水可以减肥吗？少吃其他的食物多喝水当然能够使体重下降，但是随便吃想吃的东西然后喝更多的水却对减轻体重没有什么帮助。水是我们体内进行各种代谢活动的必要物质。在将碳水化合物、蛋白质和脂肪转化为能量的过程中，必须需要水的帮助。因此通过供给身体充足的水分，有助于将食物通过代谢过程全部消化掉；此外，在吃饭前喝水易使人产生饱腹感，通过降低饥饿感可以大大减少吃得过多和暴饮暴食的现象。如果摄入凉水，会需要在体内将水的温度上升至与身体相同的温度，这样就会消耗相应的能量，通过这样的方法，即使只是喝凉水，也可以获得减肥效果。

我们经常会将口渴错认为是饥饿，因此我们必须将这两种感觉区分好。当我们产生想吃东西的冲动时，先喝水是一个相对来说比较好的方法。

▶ 餐前餐后饮水的真相

有些人会比较担心在用餐前饮水。因为有些人说饭前喝水会稀释消化液，从而会影响消化，但这只是杞人忧天而已。消化是将摄入的食物通过物理和化学的作用变为糊状物的过程。

物理作用指的是胃一边蠕动一边将食物打碎的作用，而化学作用是通过分泌胃酸及消化液，进一步将食物分解的过程。虽然在这一系列的化学作用中可能会出现问题，但我们的身体已经与我们的习惯经过了很好地磨合。不仅如此，当食物不能被正常分解并且在小肠处也无法正常排出时，就会转移到胃肠处再次被分解。因而在吃饭前喝水是没有关系的。

综上所述，我们应该经常喝水。根据身体的需要来不断地补充水，要比一次性喝大量的水更好。水对减肥也有帮助，但是喝水过多则可能会出现水中毒的现象。

2007年发生过这样一件事，某女性参加了一场大量喝水的比赛，而在第二天出现了水中毒现象导致死亡。众所周知，当大量的水分进入到体内，钠元素（即盐分）含量相对减少，易引发低钠血症，还可能会因此诱发脑水肿压迫呼吸中枢。但这只是极个别的例子，我们一天的饮水量是很难引起水中毒现象的，因此不需要太过担心。

然而也许有必须少喝水的人，即有些人一定不能喝过多的水。类似患肝病的患者及肾病的患者，对水的摄入量应该格外注意。而对于患有泌尿炎症性疾病、肺炎、痛风等疾病的人来说，大量摄入水分对他们的病情是十分有帮助的。

不要再让宝贵的
身体吃苦了

40

　　减肥是某些人从出生以来就一直面对的问题，即使是在大恐慌时期，某些富裕的人们也会因为"该怎样做才能变苗条"而陷入苦闷。体重增加主要是由于吃得多而运动少所导致的，以此可以推测，如果我们少吃多运动就能够很容易地减轻体重。现在人们最大的苦闷就是如何减少体重，这个问题虽然说起来容易，但是做起来却非常难，我们该怎么做才能减肥成功呢？

　　最近大部分新的减肥法，都是将以前的减肥方法稍作修改，然后再介绍给大众。用卷心菜汤来解毒的减肥法，将蛋白质从肉中摄取转变为从牛奶中摄取的丹麦减肥法等等，大部分的减肥方法都是将过去流行的减肥法稍加改变而得来的。

现如今被广为人知的减肥方法就超过了两万六千多种，这些形形色色的减肥法中可以说是"没有正确答案"。此外，还有一些减肥方法源于正确的原理和技术，但却有可能做起来非常困难。而在使用这些方法后如果完全没有效果，就不会有人再跟着去做了，但如果尝试一两次就产生效果，两年后减肥的失败率将不再是 99.5% 了。

▶ 减少外出用餐的频率

减肥的秘诀真的是很简单的。虽然可能会让您失望，但不得不说答案就是少吃多运动。韩国食品研究院疾病管理本部利用连续四年国民健康营养调查所得到的数据进行研究，并于 2012 年 12 月 26 日发表报告称食物的来源与男性肥胖有着一定的关系。

通过对年满 20 岁的 7960 名男性的资料进行分析，得出的相关数据为：男性晚饭在家能吃掉 367.12g 食物，而在外面用餐则会吃掉 529.93g 食物。由此可以推测，外出吃饭相对来说更容易导致肥胖。因此男性如果想解决肥胖问题，则需要减少外出吃饭的频率，而在外面吃饭时应该尽力控制好自己的食量。

此外，还有一项与饮食相关的有趣研究。美国康奈尔大学的社会心理学学者 Brian 教授在国际肥胖杂志 International Journal of Obesity 中发表了这样一个研究结果，他对画家经常临摹的素材《最后的晚餐》中出现的食物和碗的大小，根据时代的不同进行了相关的比较。他们对公元 1000—2000 年间不同画家的共 52 幅《最后的晚餐》，并对它们进行了比较分析。他们利用一种 CAD-CAM 的电脑程序将画中出现的面包、食物以及盘子的大小进行了立体分析。根据画作的大小，为了消除发生在饮食方面的偏差，会调整画中人物的平均头部大小进而产生相对价值。根据分析结果可发现，在过去的 1000 年间，画中食物的大小一直在不断地增加，画中的主要菜肴（主要套餐）的尺寸增加了 69.2%，面包及盘子的大小分别增加了 23.1% 和 65.6%，特别是在公元 1500—2000 年之间，增加得尤为明显。

不仅如此，麦当劳的汉堡大小也与画中的食物一样在逐渐变大。麦当劳于 1940 年由美国加利福尼亚州 Macdonald 家族的 Richard 和 Morris 兄弟创办，作为最成功的快餐，麦当劳每年都会不断的推出新的菜式，其中最具代表性的就是 1979 年推出的开心乐园套餐 Happy Meal，这是专门为孩子们打造的套餐，其中包括小的汉堡、小杯饮料，以及一个玩具，然而当下儿童专用的开心乐园套餐中的汉堡大小，实际上却与 1940 年成人的汉堡尺寸没什么区别。

苏格兰阿伯丁大学 John Speckmo 教授称 1980 年的卡路里消耗量与现在没什么区别，但是现在人均卡路里摄入量为 3500 卡路里，与 20 世纪 80 年代相比增加了三分之一。在过去的二十五年间，成年男性每天平均消耗卡路里 1380 卡路里，而女性为 950 卡路里，人们对于卡路里的消耗量没有明显的变化。他纠正说："如雨后春笋般涌现的肥胖并非完全是运动减少所致，而是因吃得太多而引起的。"因而他认为与运动相比，人们注重控制食量更为现实。此外他还说："由于我们的身体有维持安定的倾向，当我们白天运动量越大时，就会使我们晚上活动得越少。"

以前人们在吃完晚饭后常常会读书或听收音机，而随着岁月的变迁，现在人们越来越多地选择看电视或者重新坐回到电脑前，但从前和现在的人的卡路里消耗量却没有什么变化。激烈运动 1 小时能消耗掉 300 卡路里热量，然而这只相当于人体一天摄入热量的 10%，也就是一小块三明治的量。此外他还强调："如果一个身体质量指数在 35 的人想要降低他的指标，需要每天运动 4~5 小时，并且基本上需要终身坚持才能不反弹，而减少 30% 的食物摄入量也能达到同等的效果。"

纽约市立大学亨特学院的 Herman Pontzer 教授，将靠野外狩猎为生的非洲坦桑尼亚北部的哈扎部落 Hadza hunter gatherers 与美国及欧洲的办公室职员进行了相关对比研究，主要对他们日常的能量消耗量进行测量，并于 2012 年在美国公共科学图书馆杂志《PLOS ONE》中发表相关研究成果。

针对身材改变方面进行调查的结果显示，哈扎部落的能量消耗量与美国欧洲办公室职员的消耗量近乎相等。通过这项将以不同方式生活的人进行对比研究，有力地驳回了称运动量（能量消耗量）减少导致肥胖这一理论。因此，这里有必要再次强调一下，肥胖并非是运动量的问题，而是由食物的摄入量所导致的。

可以说"无论生活方式如何，人类对能量的消耗数值相似"，由此可见，人体能量的消耗过程是非常复杂的。如果体育运动消耗了更多的能量，就会使大脑运动、消化等方面用量减少来维持平衡的效果。当然并不是说运动对健康不重要，哈扎部落的人比西方现代社会的人每天要在身体活动方面消耗更多的能量，正因如此，在高龄层中患有心脏病等慢性疾病的人更少。

通过这些实验结果可以得出，关于减肥方法这一问题似乎并没有准确的答案，但有一点十分明确，那就是少吃多运动。以后不要再随意轻信那些华而不实的减肥方法了，我们需要寻找适合自己的减肥方法，而且基本就只有一个。饭量和运动不要按照别人说的标准去做，哪怕遇到挫折也要自己去尝试，然后再选择最适合自己身体的方法。盲目地跟随别人的脚步去尝试那些所谓的减肥法，不但不会有很明显的效果，还有可能给我们的健康带来危害。

**减肥的各种方法及
变化形式**

1. 20 世纪 30 年代到 40 年代的减肥

该时期的减肥非常盲目且减肥方法众多。依靠吸烟来减肥的吸烟减肥法、柠檬枫浆减肥法"柠檬汁 + 辣椒 + 枫糖浆 Lemonade+Cayenne pepper+Maple syrup"在当时非常流行。但这些方法却并没有切实的科学依据。最近从上述方法演变而来的 Detox（解毒）减肥法十分流行，但长期尝试这种方法，会导致肌肉损失等一系列严重的副作用，而短期采用则会产生疲劳、恶心、头晕、脱水等副作用。

2. 20 世纪 50 年代的减肥

这个时期开始出现一些荒唐的减肥方法。随着 1957 年 Charlie W.Shedd《祈祷你的体重下降》（《Pray your weight away》）一书的畅销，这个时期的减肥逐渐开始采用祈祷的方式，与祈祷相关的书被大量刊行，被认为可以减肥的祈祷疗法逐渐流行起来。

3. 20 世纪 60 年代的减肥

该时期主要流行利用卷心菜、香蕉、苹果、牛奶、红薯等进行的单一食物减肥法（One Food Diet）。大多数专家担心长期这样只吃一种食物会使体内水分及营养不足，从而导致身体出现问题。

4. 20 世纪 70 年代的减肥

这个时期开始出现了减肥药物，服用后会使人们呕吐。由于会引发脑出血，这种减肥药被立刻禁用了。在公元 2 世纪左右，希腊人曾将泻药和按摩相结合进行减肥，发明了最早的减肥药。20 世纪 20—30 年代，人们发现了随着甲状腺激素代谢加快，体重也会随之减轻，并利用这一特性生产了相关药物，但由于会引起心跳速度加快及失眠，因而很难被人们使用。

DNP 治疗剂在 1933 年开始使用，但过量服用会出现致命的体温增加。之后，在 20 世纪 30 年代后半期开始使用安非他命，减肥的同时还会使人出现兴奋的症状，因而彩虹药（rainbow pill）这个名字开始被人们所熟知。后来人们把利尿剂、甲状腺药物、泻药等当做减肥药大量使用，甚至在 1967—1968 年有很多人因此死亡。1979 年，美国食品药品监督管理局开始禁止使用安非他命减肥。苯丁胺和氟苯丙胺分别于 1959 年和 1973 年获得美国食品药品监督管理局的批准用于减肥治疗，并且有相关论文称将两种药物同时使用两年以上，可以使人们体重减轻 10% 以上，因而芬－芬（fen-phen）被认为是最好的减肥药。

20 世纪 90 年代中期，消瘦剂（Dexfenfluramine）出现后代替了氟苯丙胺，但如果将两种药物混合使用会出现心脏瓣膜病，因而在 1997 年该药物逐渐消失。此外，名为麻黄属（Ephedra）的药物也于 2004 年退出市场。

5. 20 世纪 80 年代的减肥

该时期主要流行斯卡斯代尔饮食疗法，该方法是在两周内摄入高蛋白、低碳水化合物、低卡路里（每天 1000 卡路里）的减肥方法。但由于极端的低卡路里会产生健康问题，因而是一种非常危险的减肥方法。

6. 20 世纪 90 年代的减肥

该时期出现了阿特斯金减肥法（国王减肥法），由于传闻三位圣人曾尝试过此方法，因此在当时迅速地流传开来。1958 年，该减肥法随着 Alfred Pennington 名为《减轻体重》论文的发表而开始流行起来。这种方法主要原理为增加蛋白质的摄入，避免摄入碳水化合物。之后的 1972 年，随着《阿特斯金博士的减肥革命》

一书的出版，该方法更加名噪一时。从这个时期开始，人们开始认为肥胖的主要原因是碳水化合物而非脂肪。

7. 21 世纪的减肥

21 世纪的减肥方法，大多是将以前的方法稍作修整后产生的。不仅如此，铃木减肥法、间歇性绝食、一天一食减肥法等方法引起了极大的反响。此外，还有一种减肥方法名为减肥圣经，一位名为 Rubin Claims 的克罗恩患者称自己通过这种减肥方法治愈了疾病。他说他食用自己栽培的经过上帝洗礼的蔬菜产生了减肥的效果，然而 2004 年美国食品药品监督管理局称该方法完全没有科学依据，因而禁止出售，此后该减肥方法也逐渐走向消亡。

此外还有非常多的减肥方法正在被大家所尝试。近年来，利用具有减肥功效的物质制成的健康功能食品，获得了有关部门批准，销售得比较火热。●

保持两年不反弹

减肥与人类的本能相反。想要减肥的人必须接受"少吃"的要求，但是让我们"少吃"却很难做到，当然这是有原因的。

所谓的生命体是遗传因子暂时使用后扔掉的生存机器，也可以说是傀儡。《自私的遗传因子》的作者 Richard Dawkins 曾说过，"驱使这个傀儡运动的主人是永远不会消失的遗传因子"。从逻辑角度来看，进化的唯一方法是将视线转移到遗传因子上面。最终以人类为代表的所有生活在这个世界上的生物，都只为了两个使命，那就是生存和繁衍。

人的三大欲望为食欲、性欲、睡眠欲望。其中最强烈的就是食欲。这是生存的本能，同时也要比其他的本能都强烈。即使是酒、赌博、乙醇、毒品中毒患者，如果三日不吃饭，脑海中只会有吃东西的想法。为了生存必须要吃东西，只有这么做才能让人们感到安心。

2012 年，美国俄亥俄州立大学的心理学家 Terry Fischer 教授在《性学期刊》中发表了人类本能要求的相关研究。他以 18~25 岁的 163 名女大学生及 120 名男大学生为对象进行研究。在这些学生中，59 名想到了食物，61 名想到了睡觉，163 名想到了性，每当他们有这样想法的时候，都可以随时输入到可以记录次数的装置中。结果显示，年轻男性一天 19 次，年轻女性一天 10 次想到了性，由此可见，男性比女性想性想得更多。

而在确定人类对食物和睡眠欲望的试验结果显示，男性每天会想食物 18 次，睡觉 11 次；而女性会想食物 15 次，睡觉为 8.5 次。在食物和睡眠方面，男女之间没有特别大的区别。

这意味着从本能上来说，男女对于食物的欲望没有很大的差别。吃东西是人类最基础的本能，想要违背这个本能进行减肥就注定不会很容易。

减肥的基本方法是什么？就是正确地吃东西。肥胖是由于没有正确地吃东西而引起的，也就是由于没有正常而均衡地吃适合自己的食物而导致肥胖的。因而不正常吃东西的减肥方法也许会有助于一时的体重变化，但只要稍一松懈就会回到更加严重的状态，此状态为反弹现象。如果曾经尝试过减肥的人，想必一定经历过这种现象。

▶ 真正的减肥必须要保持两年内不反弹

在我的患者中有一对从两年前就开始努力减肥的姐妹，两个人不但身高体重很相似，做的事情也很相似，她们在同一家公司上班。

最初她们的身高为 150cm，体重分别为 88kg、86kg。通过对她们饮食习惯和运动等方面进行逐一分析后开始实施减肥，在一段时期内她们的体重已经减轻至 70kg，中间她们有很长一段时间没有来，3 个月后她们的体重又重新回到了 85kg，并且出现了体重周期性地增加和下降的现象，2~3 个月体重减轻随后立刻又重新回到原来的状态，甚至经常会比原来增加得更多。最终与 6 个月前我们第一次见面时相比，体重增加了 7~8kg。

她们才不过 30 岁出头的年纪，体重就出现了恶性循环，如果这种状态一直持续下去，在她们 50 多岁闭经的时候，就会因肌肉量减少、基础代谢量下降及生长激素（分解脂肪的作用）减少而引起脂肪极度过剩的现象。

通过对这两姐妹的饮食调查发现，她们早上几乎不吃东西，中午的时候简单的吃点，而晚上则用沙拉来充当晚餐，但持续一段时间后会突然在某天出现暴饮暴食的情况。由此可见，想吃东西的欲望最后会变成慢性的压力在体内积累下来。

对这两姐妹来说，盲目地少吃并不能带来持续的减肥效果。满足自己吃东西的欲望能够帮我们确认我们真正肚子饿的感觉是怎么样的。如果只有在肚子饿的时候才吃东西，这样就能更为轻松地减肥了。

如这两姐妹一样不断反复出现的反弹现象，正是现在我们所尝试的减肥方法带来的后果。为了从反弹的恶性循环中脱离出来，我们必须先从前文所说的思想准备方面开始检讨自己。

在这里我不得不再次强调，短期内的减肥与在最短的时间内给健康带来危害，两者间没有很大的区别。只要开始减肥后就必须要长期坚持，必须从长远的角度考虑问题。最少要坚持 2 个月以上减肥效果维持 2 年以上，才能称为健康减肥。

减肥的基本精神

1. 明智地选择有益的食物吃。

2. 不是终生受用的方法就不要轻易开始。

3. 肥胖只是饮食过量的问题。

● 除了减少食量的方法其他方法都只能带来一时的效果。

● "少吃一些"的想法与"从现在起停止过量饮食"的想法，
二者产生的结果有着天壤之别。

● 从减肥的角度来看并没有失败，而在维持 2 年以上减肥效
果方面却是失败的。

4. 原来自己是不易长胖的体质。

● 所有人天生都是苗条的。

● 不认真倾听自己身体发出的信号，只为了满足自己的嘴而
不顾自己的身体，最后的结果只会导致肥胖。

● 只要稍微倾听一下自己身体发出的信号，就能回到曾经苗
条的模样。

5. 不要让身体经常处于饥饿的状态。

●每天吃三顿以上，如果肚子饿，就应该随时吃东西。

●只要是身体需要的东西，无论是哪种类型都没有关系。

●比起什么时候吃几次，一天吃东西的总量更为重要。

6. 只在肚子饿的时候吃东西

●除了肚子饿，其他任何理由（如吃饭时间、压力等）都不能吃东西。

●真的感受到肚子饿的信号后才可以吃东西。

7. 不要在刚开始饿的时候吃东西。

●觉得浪费钱而硬头皮吃完东西（如果觉得点餐点多了，那么干脆从一开始就打包）。

●自己的身体要比食物重要千百倍。超过身体所需的部分都是垃圾，不要往自己宝贵的身体内装入太多垃圾。

●为了能够准确地感觉自己肚子不再饥饿，应该尽可能慢些吃。

●一边品尝味道一边进食。

8. 吃自己觉得最幸福最开心最好吃的东西。

● 吃自己喜欢的食物。

● 不要故意去计算卡路里。

感受，下定决心，付诸行动

40

　　我们的一生中不遂人意的事情经常发生，我们的体重也经常不能如我们所愿。

　　在我们计划并进行减肥的过程中，也必然曾经制订过很多关于饮食方面的计划。但由于类似满月酒、婚礼、葬礼等一些特殊场合，使得我们好不容易下定决心的减肥计划无法继续下去。

　　我们在面对这样的情况时，如果知道自己不能松懈，就说明您第一个阶段的减肥已经成功了。也就是说，自己知道"这样做不对"对最开始的减肥是非常重要的。

　　如果觉得自己已经完全做好了减肥的准备，那么就可以进入第二个阶段——下定决心。当我们有了"今天先吃着，明天再减肥"这样的想法时，如果对自己说"这样做不对"然后管住自己的心，就会使自己的心理变为"今天也一定能忍住"，只要整体上能按照这个顺序进行，就一定能改变自己。

▶ 持续地进行某一行动就会变为一种习惯

Malcolm Gladwell 在他的《异类 outlier》一书中介绍了"一万小时定律"这一概念。这句话的意思是无论我们做什么事情，只要能投入一万小时的时间做这件事，就能变成这方面的专家。减肥也是如此。关键就在于下定决心后就要马上付诸行动。持续进行某一行动就能转变成一种习惯，由此我们也可能养成持续减肥的习惯。

感受，下定决心，付诸行动，该治疗法作为一种基本的行动体系，使我们在遇到任何状况时都能自然而然地产生想法。该想法能影响我们的内心，并使身体做出相应地反应，从而促使我们去行动。而为了改变这种不由自主产生的想法，或是将原来的行动改变为其他得到认可的应对方案，就需要通过训练使自己自主地产生某种想法并促使身体进行相关的行动。这种方法就是"肥胖的认知行为治疗法"。

如果要进行这种减肥的认知行动治疗，需要我们在想开始某种行动时再次确定自己的想法。例如，当我们看到美味的食物，下定决心要"就让我在今天尽情的吃吧"的时候，在我们夹东西这个动作发生之前，应该先暂时停下来，进行再次的确认。"这真的是我想做的？""没有更好的应对方法了吗？""今天尽情地吃东西是此刻此刻最好的选择吗？"我们需要不断地向自己提出这样的问题进而来确定自己的想法。

肥胖的群体在调整饮食的时候经常会出现失败的情况，这主要是因为他们不知道究竟应该如何调整。"只是盲目地少吃东西，然而这么做却十分困难"这是众多尝试过减肥的人共同的心声。

认知行为治疗法能使人们顺利调整饮食，并且该方法可以持续长久地尝试。只要你从一开始就把它当做自己的方法来学习，那么无论什么时候你都可以持续使用它。假设你正在参加一个充满了美食的公司聚会或是眼前出现美食的时候，大部分人很容易产生"就今天吃一顿"的想法并立刻付诸行动。

但如果你学习了认知行为治疗法，就会在吃之前再次好好想一想，心中就会出现"我真的想这么做吗？""这对我有益吗？"或是"有其他的解决方法（应对方案）吗？"这样的问题，而当我们在不停地向自己确认的时候，就可以慢慢地改变我们的行为。

下面将这个方法再简单地整理一下，即"产生想法—改变想法—付诸行动"。在不自觉产生类似"想吃""就今天吃一顿"的想法时，就请尝试这种方法吧。不断地重新思考、改变自己的想法、修正自己的行为，就能改变不假思索只知道夹东西吃的行为。

**肥胖的认知行为
及治疗阶段**

1. 感受情感

人类的大脑是由三层结构组成的。最下面的一层是生命脑（爬虫类脑），它掌管着我们人体的基本生命能力。生命脑掌管着以自律神经系统为中心的心脏功能、呼吸功能、体温调节功能等维持生命的功能，使人们的基本生活得以进行。脑垂体上面一层为脑边缘系统（情绪脑），情绪脑是掌管着人们感情、欲望、记忆力的部位，刺激该部位可以刺激自律神经系统，并调节睡眠和饮食。不仅如此，它还能与掌管理性的大脑皮层相互传递信号，调节我们的理性和感情。情绪脑的上层就是可以掌管理性的大脑皮层（思考脑）。

情绪脑与思考脑可以相互传递信号、调节自律神经系统。情绪可以调剂与我们生命相关的心跳、呼吸、体温等，而理性却无法调节这些功能。当情绪产生后的一段时间内先经过一定的调整，再进行理性地应对，这样才能正常地调节身体功能。所谓情绪，就是自己将自己需要的东西如实地反映给自己。因此，准确如实地感受情绪的变化可以在未来发生任何事之前都能提前告知自己。

如果想理智地控制自己的情绪，就需要将情绪放大至无法忍受的程度再瞬间爆发出来。只有当我们能够正确的感受到自己的情绪，才能够进入到下一个阶段——改变想法。一旦情绪出现波动，一般情况下都很难控制。只用"忍"来解决这种变化只会使"愤怒"的情绪更加高涨，稍有不慎就可能会使之前做的所有努力都付之东流。因此不要想着压抑自己的情绪，而应该尝试着欣赏。当产生"疯狂的想吃辣炖排骨"的想法时，不要压抑它，而是应该任其在大脑中停留，在稍过片刻后脑海中则会出现"我为什么会有这样的想法？"，从而使得我们能够感受到自己真正的想法，最后才发现可能是因为和同事之间的矛盾，可能是因为还没有做完手头上的工作等。最后醒悟过来的，才是自己为什么想要吃辣炖排骨的真正原因。

2. 改变想法

　　人们每天都会经历很多事情，经常会出现不安、郁闷、难过、愤怒、害怕等情绪。这样的情绪变化会刺激自律神经系统，从而诱发身体上的各种变化。例如当我们极度紧张的时候，会出现坐立不安、流汗及心跳加速；紧张情绪会导致呼吸不顺畅、干咳；遇到令人难过的事情会出现心情沉重、身体无力的现象。

　　我们在感受着身体的情况的同时，也在不断地确认着自己的情绪变化。如果可以确切地了解自己的情绪状况，就能正确地了解自己的欲望，并知道自己应该怎样去做，同时还能够了解到这个行动最后会给自己带来怎样的影响。因此，如果我们能将自己的想法转变到正确的方向上去，与盲目的行动相比会有很大地进步，会使我们自然地采取对自己有利的行动。上述方法可以统称为"改变想法"，与"管理想法"的说法很相似。冥想、呼吸调整、形象训练法等都是在准确地了解自己的感觉后，再重新思考，这是改变想法中的一种方法。

3. 付诸行动

如果自己在某种情况下感觉不舒服或很吃力，这是自己在尝试做出与这种感觉相关的反应与行动。此时的反应属于动物性的反应，不考虑自己是否应该做，也不考虑是否有利可图，只是盲目地行动而已。反复多次地进行这样的行为，就会使自己了解到自己是有问题的，由此激发自己更改的决心。但是仅把吃看作习惯性行为的人们，只会将其看作是简单的体重增加，却不会更深层次地去考虑。如果我能够准确地掌握自己的感觉，并将事情改变至对自身有利的方向上，才算是真正地从吃东西这一习惯中解脱出来。●

第 4 章

终身减肥的时代
我们所忽视的东西

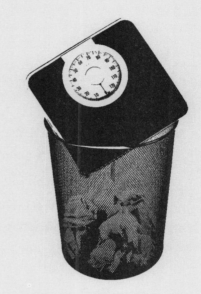

✓ **胃束带，需慎重的决定**

✓ **难道是食物中毒？**

如果想通过手术来治疗重度肥胖，必须要考虑很多的因素。

可以接受手术的人群包括

能独立自主做决定的 18 岁以上的成年人

以及预期寿命还有很长的 60 岁以下的人。

因此，如果只是单纯地主观认为自己很胖需要进行肥胖治疗

采用手术的方法是很危险的。

胃束带是最终的
选择吗？

40

肥胖已经成为了一种严重的社会·医学问题，特别是通过普通方法很难解决的肥胖，即重度肥胖的人群正在不断的增加。

从小就很胖的朴女士（42 岁），随着年龄不断增长，体重非但没有减少，反而逐渐增加至重度肥胖的状态。虽然为了减肥常年不断地进行运动及食疗，但不仅没有明显地减轻体重，还出现了抑郁症、生理不健全等多种并发症，因此她正在考虑采取手术方法从根本上进行治疗。

作为一名专科医生来说，我认为手术是治疗超重度肥胖患者的唯一方法。在投入大量时间，尝试过各种各样的方法却都没有什么效果的情况下，是可以考虑做手术的。虽然韩国治疗肥胖的手术技术还不够成熟，但是在有很多肥胖患者的国家，很早就将手术治疗重度肥胖作为一种常规的治疗方法。

重度肥胖患者与正常人相比，患糖尿病、高血压、心脏病等各种并发症的可能性要高出很多，因此需要尽快治疗。虽然为重度肥胖患者推出的食疗、运动、药物治疗等非手术治疗法可以产生短期的效果，但却很难从根本上解决问题。因此，对于一般治疗法没有很大效果的肥胖患者来说，有必要考虑一下手术疗法。

如果尝试过很多方法却很难减掉体重的重度肥胖患者，可以考虑一下最近倍受青睐的胃束带（迭缝带环）手术治疗法。

▶ 手术前必须考虑的事项

如果想通过手术来治疗重度肥胖，必须要考虑到很多因素。可接受手术的人群包括能独立自主做决定的 18 岁以上成年人以及预期寿命还有很长的 60 岁下的人。因此，如果只是单纯地主观认为自己很胖需要进行肥胖治疗，采用手术的方法是很危险的。最重要的是当重度肥胖患者决定做手术时，需要主治医师尽可能减少患者的不安并避免手术后引发副作用等方面的危险。

目前在韩国重度肥胖手术法中，主要采用的是腹腔镜手术，通过该手术可以限制食物的摄入。手术分为胃束带手术和袖状胃切除术两种。这两种手术方法的并发症发病率低，并且在手术后就可以正常生活，在目前来说非常盛行。

胃束带手术是在人体内插入医用硅胶带，可以减小胃的入口的手术。这种方法会减少食物的摄入量，能够很快地使人产生饱腹感，进而可以使自己慢慢达到目标体重。但由于胃束带手术完好地保存了整个胃，如果拿掉胃束带也有可能会回到手术前的状态。

胃束带手术费时短且易操作，它的原理是在胃和食道的连接处放置了一个挂着气球的胃束带，气球稍微鼓起一点就使得通过食物的胃入口变窄，进而降低食物的摄入量。因为相对来说手术比较简单，不但用时短，发生严重并发症的可能性也很低。

袖状胃切除术是通过将胃的一侧切除，使胃变为细长的圆柱形来控制每次进食量的方法。由于该方法切除了可以分泌调节食欲激素的部位，因此非常适合希望降低食欲的患者。

在做胃束带手术时又尝试过很多方法而导致胃束带手术失败，则需要进行二次手术。

对于大多数肥胖患者来说，采用手术的方法能够使体重至少减少到原来的三分之二，但需要在手术之后经过很长时间来慢慢减轻，因此不要期待突然就能减轻体重。手术后大概 5 年的时间能使体重减轻 60%~70%，不仅如此，90% 以上的糖尿病、高血压等并发症也会消失或是得到改善。韩国 Chanbariart 整形医院院长李洪灿认为，超重肥胖并不是绝症，是可以通过手术获得很好的效果的。胃束带手术是利用腹腔镜进行手术，因而手术后疼痛感低、恢复快，将束带安置好后，在束带的约束下会自然产生食疗减肥的效果，一年内最少可以减少约 30kg 体重，而且根据个人的意志力不同，持续地减轻体重也是有可能实现的。

最近，新开发了一种被称为"双行胃束带手术"的方法，该手术通过缝合胃部来固定胃束带，同时可使分布着大量传达饥饿与饱腹感受体的胃前庭区产生更多褶皱，手术后可以产生明显减轻体重的效果。此外，它还克服了早期胃束带手术的缺点，能预防术后易出现的呕吐、束带打滑、糜烂现象（缝合部位撕裂导致伤口部位的束带钻入伤口处），将术后产生副作用的概率降至最低。

由于肥胖患者呼吸道周边肉比较多，导致呼吸道狭窄，因此他们中有很多患有睡眠呼吸暂停综合症。随着体重减轻到一定程度的时候，呼吸道会重新变得畅通，从而可以缓解睡眠呼吸暂停综合症。所谓的睡眠呼吸暂停综合症，是指因呼吸道的弹性下降，周边的组织增加或呼吸道变窄而产生的症状。

事实上，在韩国已经有过成功的案例。通过胃束带手术治疗，体重减轻达到 20kg，同时睡眠呼吸暂停综合症及发作性嗜睡病得到了缓解，从而使患者能够进入深度睡眠。在手术减肥前，由于肥胖导致睡眠呼吸暂停综合症，因此无法躺着睡觉，也不能进入深度睡眠。但在体重减轻后，不但可以深度睡眠，还能够通过睡眠达到减轻疲劳的效果。

但我们必须要铭记的一点是，手术虽然对重度肥胖患者有效果，但这却是最后不得以才采用的手段。事后如果不能妥善地管理自己，就有可能经历身体重新回到从前状态的恶性循环。我们首先应该准确地了解自己的身体状态，最好采用非手术的治疗方法，当所有方法都没效果时再采用手术的方法也不迟。

多种体内脂肪量测量法

肥胖患者体内比正常状态累积的脂肪更多，因此测量体内的脂肪量更为准确。事实上，可以通过间接估量脂肪量的简单方法来判断肥胖，而最普遍采用方法就是测量身体质量指数和腰围。每个人都可以通过以下几个方法，来测量体内的脂肪量。

1. 只测量体重

先测量体重，再对比与身高成比例的标准体重就能测量出结果。这个方法虽然最为简单普遍，但是准确性却很低。因为该方法仅测量了体重，却没有考虑身高、身材以及肌肉量。

2. 身体质量指数 BMI：（Body Mass Index）

身体质量指数是用体重公斤数（kg）除以身高米数（m）的平方得出来的数据。身体质量指数虽然无法反应肌肉量、遗传因素、其他个人差异等方面，但却是调查者及医疗人员最常使用的方法之一。身体质量指数是"通过体重（kg）/身高（m）的平方计算而来，计算结果在 25 以上的为肥胖（身高 170cm，体重 70kg 的人身体质量指数为 24.2，非肥胖）虽然从什么范围算作超重这个问题会因时间、国家的不同而有差异，但从现代西方人的情况来看，身体质量指数在 30 以上的人为肥胖（世界卫生组织），而对于亚洲人来说身体质量指数达 25 以上的就被划分为肥胖行列（世界卫生组织亚洲·太平洋地区委员会及大韩肥胖学会）。

3. Broca 改良法

比起标准体重表，更为简单实用的方法就是 Broca 改良法，通过（身高 cm-100）×0.9 这个公式计算出标准体重（kg）后，利用公式（现在体重 / 标准体重 ×100）算出相对体重，结果如在 110%~119% 则为超重，超过 120% 为肥胖。例如，一个身高 170cm 的人标准体重为 63kg[(170-100)×0.9]，如果这个人的体重为 74kg，他的相对体重为 (74/63×100)=117%，可判定为超重。

4. 其他

※ 皮肤皱纹厚度测量

该方法的原理是测量身体几个部位的皮肤厚度。通过测量部分的脂肪层来计算身体全部脂肪的含量，从而进一步判定是否为肥胖。该方法虽然对大部分人来说很准确，但对于某些脂肪集中堆积在身体某处的人来说则不太适合，并且皮肤无法反映下面的脂肪。不仅如此，由于测量方法很难，因此通常只有专家才会使用。

※ 生物电阻分析

身体的脂肪和肌肉彼此之间的电流互不相同。生物电阻分析正是利用此电流差异来计算脂肪比率的方法。由于没有一定的标准，不同的制造公司采用的计算公式各不相同，且没有确定不同体脂肪的标准数据，因而无法判断用该方法测量的体脂肪量是否为肥胖。因此，该方法主要用于观测减肥前后的变化。以前必须要有特殊的装置并依靠专家才能使用该技术，但现在已经开发出了能够很方便在家测量的机器。同时，由于家用和医用的区别，它的测量准度相对较低，误差较大。在测量时，由于体内的水分状态会影响测量结果，因而必须要遵守注意事项（如不能喝水、要避开生理期等），这样测出来的结果才比较准确。

※ 水中体重测量法

该方法是测量体内脂肪量最为准确的方法之一。通过将身体完全浸泡在水中后的体重与在水外测量的体重做对比，利用测量出的身体比重来计算脂肪量。由于脂肪比肌肉的比重低，因而可以准确地了解脂肪的分布，但此方法需要特殊的设备。

※ DXA（双能量 × 光吸收法）

可以测量身体比重的 DXA 法，利用身体各组织的比重，来测定脂肪的部位及脂肪的比率。通常来说该方法非常准确，然而测量机器昂贵且必须要专家来操作机器。●

重度肥胖患者的手术治疗法

　　内病外治的方法无法治愈重度肥胖患者及由肥胖带来的各种并发症，如果想要完全治愈就需要采用手术的方法。手术治疗法不但能使体重减轻，还在治疗高血压、糖尿病等与重度肥胖相关的代谢性疾病方面有着非常卓越的效果，因此将该手术称为"肥胖代谢手术"要比"肥胖手术"更为合适。但是此手术仍被很多人误解成只是可以减肥的美容手术。

　　手术的方法一种是将胃变小，使人们很快就能产生饱腹感的摄入限制（restrictive）手术法；还有一种方法为限制吸收（Malabsorptive）手术法：小肠担任着消化食物的角色，而该手术是通过在胃与小肠之间制造迂回，使食物不经过小肠前端而直接下落穿过；还有将两种方法结合的手术法。最近，利用腹腔镜的手术方法使用范围更广。

1. 可调节的胃束带法 Adjustable Gastric Banding

　　该手术法是在胃的上部分缠绕可调节压力的束带，以此来缩小储藏食物的胃的大小。束带通过软管与处于下腹皮下组织的压力调节部分相连，在手术后通过调节胃束带的压力，使人们拥有理想的大小的胃。手术耗时短、易操作，且由于不需要切割胃部，因此比其他需要切割的方法在初期的并发症更少。但有报告称，该方法没有胃道迂回手术在减轻体重方面的效果明显，此外，在后期可能会出现胃束带打滑等并发症现象。手术时间大约为1~2小时。

2.袖状胃切除术 Sleeve Gastrectomy

该手术法是按照胃的纵轴，将胃切割成袖子一般的模样，可以减少胃的容积同时限制人的食量。与胃道迂回手术相比，该手术时间相对较短，且操作简单、并发症较少，但减轻体重的效果要多少比胃道迂回手术相对较差一些。手术时间为1个多小时。

3.胃分流手术 Roux-en-Y Gastric Bypass

该方法是将食道附近的胃切割，留下较小的一部分，然后将剩余的部分与胃相分离后将其与小肠连接，此方法可以控制人们的食物摄入量，同时能限制食物的吸收。剩余胃的容积大约在15~20cc，摄入一两勺的食物就差不多能填满，同时能使对食物摄入有着很重要作用的靠近胃部的小肠迂回程度加深，使食物不能很迅速地通过。虽然减轻体重的效果最为明显，但是手术过程多少有些复杂且需要很长的时间。同时割除后吻合面(切割后连接)出现泄漏或伤口缝合不好等早期并发症的发病率很高。在美国将其看做减肥效果最出色的标准手术，但因无法通过内视镜对可能会出现在剩余胃部的胃癌进行早期检查，对韩国这样胃癌患病率极高的国家来说，并不推崇此方法。手术时间最少需要 2~3 小时，与其他手术相比，时间较长。

※ 手术后注意事项

手术后由于胃的容积变小，因此必须要吃柔软的食物，并且每次都要尽量少吃。手术后保持倚靠在床头并将腿部抬起的姿势比较好，可以帮助患者进行深呼吸，并且对降低深静脉血栓症的发病率很有帮助。为了能使因全身麻醉而瘪下去的肺部重新张开，必须要进行最大程度地深呼吸。如果允许的话，可以早些开始进行走路等运动，对肺部并发症和深静脉血栓症有很好的预防效果。

※ 疼痛的程度

腹腔镜手术虽然疼痛感比剖腹手术低，但根据个人体质的不同也有可能会产生不同程度的疼痛感。而不同的医院会采用不同的方法应对疼痛，有的医院会直接给患者注射静脉镇痛剂，有些会在患者喊痛的时候注射。手术时强忍疼痛将会妨碍深呼吸和运动，同时也不利于恢复，所以我们最好不要这么做。几乎没有患者会出现镇痛剂中毒的情况，因此在疼痛感加强的时候可以让医疗小组注射镇痛剂。在注射镇痛剂之后仍旧痛感强烈或是在手术2~3天后出现疼痛感增强且伴随着发热现象时，可能是腹腔内出现了并发症，因此必须要将疼痛的程度及形式告诉医生。

※ 病症轻重及并发症

如果患者在手术2~3天内可以正常摄入食物且没有出现并发症，那么基本上在手术后住院治疗一周左右就可以出院了。当然我们也必须要考虑接受肥胖代谢手术的患者可能会产生的各种并发症。出现并发症的时候，根据症状的轻重，有可能需要延长住院时间，因此我们必须要充分地考虑这种可能性，预留出充足的恢复时间。术后应该先食用柔软的粥类，然后渐渐转为普通的食物。大约一个月左右就能正常地食用固体食物了。

接受可调节胃束带法的患者需要根据体重减轻的程度及食物摄入量的不同，每隔几周调整一次胃束带的压力，一般需要经过3~4次调整后才能达到最适合的程度。在第一年内体重会大幅度下降，而从第二年开始，会维持减肥后的体重或是有稍微增加的迹象。

为了确定是否有并发症，也为了能够安全持续地减轻体重并维持其效果，建议大家定期去医院检查。肥胖代谢手术并不只益于减肥，还能使经常伴随肥胖产生的糖尿病、高血压、高血脂、睡眠呼吸暂停综合症、脂肪肝等多种疾病得以缓解。此外，经过十年以上的观察发现，接受手术的人群比采取保守治疗的重度肥胖患者死亡率降低了 29%~40%。

一般来说，可以接受肥胖代谢手术的患者大多数都患有并发症，因此在手术后引发自身并发症的概率很高。虽然手术对治疗重度肥胖最为有效，但是有时却会发生致命的并发症，因此在接受手术前必须慎重考虑后再做决定。

此外，重度肥胖患者的胃壁比一般人厚。如果患糖尿病或血管疾病，易出现切割部位和缝合部位的伤口不易愈合进而引起泄漏的危险。而采用腹腔镜手术时，腹部内脂肪组织会阻碍视线，同时还有可能会引起出血。如果在腹腔镜手术治疗的过程中，出现严重的出血或并发症时，为了患者的安全起见，在必要的情况下需将手术转变为剖腹手术。

体重减轻后对于部分患者来说，腹部、胳膊及脸等部位的皮肤可能会出现松弛，情形严重者有可能需要去整容医院接受相关治疗。●

肥胖与癌症的关系

　　前文中提到，肥胖会诱发糖尿病、高血压、高血脂等多种生活习惯病，但其中最为可怕的是它是能作用于癌细胞的危险因子。根据研究传染病发生原因及预防特性的流行病学调查称，20% 以上的癌症都是由超重引起的。特别是对于处于闭经期的女性来说，肥胖是诱发各类癌症的危险因子。

　　根据美国国家癌症研究所提供的相关资料显示，2007年美国人癌症诊断调查的测量结果为：男性中因肥胖引起的癌症为 3 万例以上（4%），女性为 5 万例以上（7%）。令人惊讶的是，子宫内膜癌及食道癌等一些癌症 40% 以上都是由肥胖引起的。因此肥胖人口数量如果继续按照现在的速度增长，到 2030 年左右预计将会有 50 万例癌症是由肥胖引起的。欧盟发表报告称，普通人如果能长期维持正常的体重，大肠癌发病率每年可减少 21000 例以上，而乳腺癌每年可减少 13000 例左右。

▶ 肥胖诱发癌症的生物性原因

究竟是如何因肥胖诱发这类特定类型癌症呢？答案就在于脂肪组织。脂肪组织会分泌多种激素，当脂肪细胞多的时候会造成雌性激素过量分泌。众所周知，乳腺癌和子宫内膜癌就是因雌性激素分泌过量引发的。因此过度肥胖的女性会出现过度分泌雌性激素的危险。

此外，由于肥胖人群会比正常人分泌更多的可以使细胞生长过于活跃的激素（如胰岛素、脂肪细胞因子、瘦素），使得细胞生长过度，最后会给癌细胞的生长带来一定影响。同时，肥胖人群分泌抑制细胞生长的脂肪细胞因子的量却极少。不仅如此，脂肪细胞能干预、调节和促进癌细胞生长的各种遗传因子。大部分肥胖人群都有慢性炎症，它能使细胞活素（Cytokine）异常增加，同时促进炎症信号的传达，从而激活癌细胞并促进其快速生长。

▶ 与肥胖相关的代表性癌症种类

乳腺癌

众所周知，肥胖对闭经期后的女性患乳房癌的影响最大。而对二十多年身体一直肥胖的女性们来说，闭经后乳腺癌发病危险数值每年都在以一定的数值增长。虽然闭经后卵巢不再分泌雌性激素，但肥胖女性的脂肪细胞内会不断合成雌性激素，因此她们中经常会有人罹患乳腺癌。

子宫内膜癌

子宫内膜癌与是否闭经没有关系。肥胖女性子宫内膜癌的发病频率比正常体重的女性要高 2~4 倍，这同样也是因脂肪细胞会分泌过多的雌性激素所引起的。

大肠癌

肥胖男性，即身体质量指数高的男性患大肠癌的概率会大大增加，特别是体内的脂肪大量集中在腹部附近而导致腰围增加的人，患该病的风险更高。对于女性来说，虽然腹部肥胖导致腰围增加与大肠癌有一定的关系，但男性的患病风险相对更大一些。由于脂肪细胞会分泌出过量的细胞生长因子，细胞生长因子中的胰岛素生长因子会增加患大肠癌的危险性，因此肥胖便成为了增加大肠癌危险性的原因。

肾脏癌（肾癌）

肥胖能增加患肾癌的风险。这是因为肥胖引起的高血压是导致肾脏癌发生的最大危险因素。最近有一项研究对肥胖、高血压以及由此引发的肾脏癌三者之间的关系进行了相关调查，结果显示血压越高，肾脏癌的死亡率也会越高。

食道癌

肥胖人群比正常体重的人患食道癌的风险要高出2倍。对于肥胖的人来说，胃食管反流病很容易引发食道炎症，而慢性的食道炎则是引发食道癌的原因。

胰腺癌

与大肠癌相同，胰腺癌也是由腹部肥胖所导致的。肥胖能诱发高胰岛素血症，胰岛素的增加会促进细胞的快速生长从而提高癌细胞的攻击性。

甲状腺癌

一般人都应该了解，体重的增加会提高甲状腺癌的患病风险。

胆囊癌

身体质量指数增加使胆囊癌的患病风险增高。胆囊癌主要的发病原因是胆结石，因而对体内原本就有胆结石的肥胖人群来说，患胆囊癌的风险要明显高于体重正常的人们。

阳刚之气
不能忘

40

　　环顾周围，曾经严肃的父亲现在变得不那么严肃了，一句玩笑话也可能会让他受伤，同时抑郁的时候也越来越多。当然这可能只是暂时现象，不过这种状况持续很久的话，他可能患了"男性更年期症候群"。

　　更年期并非是女性的专属品。因为男女在衰老过程中都会自然地出现性激素减少的现象。但是男女之间性激素的减少形态又有所差异。女性的状态为排卵结束，与此同时性激素的生成在相对较短的时间内急剧下降；而男性的状态为性激素的生成及性激素的生物体利用率缓慢地下降，因此我们很容易忽视男性的这种症状。

雄性激素中最具代表性的是由类固醇激素在睾丸内形成的睾丸素。男性在二十多岁时雄性激素分泌最为旺盛，而步入30岁后，每年平均下降1%左右；在男性七十多岁时，睾丸素的数值会降低至二十多岁的一半。

根据韩国男性更年期学会调查的结果显示，40岁以上的韩国男性中，15%~20%的雄性激素数值低于正常标准，然而对这种情况有所了解或是想要治疗这方面问题的人却寥寥无几。

男性的更年期症状主要表现不但有食欲减退、阳痿等性功能障碍问题，还会出现肌肉减少、骨质密度下降、肥胖、皮肤弹力下降、失眠、睡眠过多、抑郁症、全身疲劳等问题。由于代谢障碍（如肥胖），还会导致高血压、糖尿病等代谢症候群的产生。

从肥胖学角度分析可以发现，性激素在男性与女性之间相互作用的方式是不同的。最具代表性的就是作为雄性激素的睾丸素。众所周知，它是一种生长激素也是一种脂肪分解激素。睾丸素与末梢脂肪细胞的交感神经——肾上腺激素受体能促进敏感性脂肪的分解，使酶的含量增加，从而促进脂肪分解。当男性处于更年期时，睾丸素下降会导致脂肪分解能力下降，从而导致脂肪细胞大量储存在腹部。

与此相反，女性的问题在于分泌了过多的雄性激素，进而导致腹部肥胖日益严重。女性的性激素——雌性激素将人体储存的脂肪分散在大腿内侧及臀部等。雌性激素可以阻止脂肪储存在腹部，而如果减少了雌性激素的分泌量，会导致脂肪大量积蓄在腹部及腹腔处从而引发腹部肥胖。2012 年由美国内分泌学会 Farid Saad 博士等组成的研究小组发表了相关报告。他们以平均年龄在 61 岁的 255 名男性为研究对象，不断为他们补充睾丸素，并通过长达 5 年的追踪观察，调查结果显示，他们的平均体重减少了约 16kg，腹部腰围减少了约 9cm。

此外，2014 年国际性医学学会（International Society for Sexual Medicine）发表了另一篇论文。他们以平均年龄为 59 岁的 61 名男性为研究对象，对他们连续服用 5 年睾丸素的情况进行了相关的追踪调查。结果显示，他们的体重、腰围、身体质量指数等都有所下降，同时坏胆固醇、中性脂肪、空腹血糖、糖化血红蛋白有所降低，而好胆固醇大量增加。

► 男性更年期的危险

男性的更年期会威胁到生活的质量。只有拥有了阳刚之气，才能提高男性的生活质量。最基本的治疗方法是雄性激素补充疗法。该疗法不仅有口服药剂、注射，还有可贴在皮肤上的药剂及膏状药物。由于雄性激素补充疗法会增加前列腺癌的患病率，同时还会影响造血功能、肝功能等，因此尝试治疗前必须要做好充分的检查和咨询。

除了基本的治疗外，也必须要改变生活习惯。平时应该定期的做运动，且需要戒酒、戒烟。此外均衡地摄入维生素 B、维生素 D、钙、锌等微量元素，对我们的健康也是十分有帮助的。适当的性生活对于男性更年期也有一定帮助。健康而又规律的生活模式，是维持男性阳刚之气最为基本的要素。

食物成瘾只是单纯的需求补偿

40

　　成瘾是很危险的。成瘾分很多种，有药物成瘾、赌博成瘾、酒精成瘾、吸烟成瘾、游戏成瘾以及食物成瘾等。其中什么是最危险的呢？有人认为是药物成瘾，有人认为是酒精成瘾，还有人认为最危险的是吸烟成瘾。

　　那么食物成瘾会怎么样呢？从给我们社会带来影响的角度来看，食物成瘾是十分危险的。这是因为与其他成瘾相比，食物成瘾使人类患肥胖的可能性非常高。此外肥胖还是引发中风、心血管疾病的危险因子。它作为成人病的一种，是促使死亡率增加的"一等功臣"，因而从保健社会学层面来看，食物成瘾是非常危险的。所谓的食物成瘾，并不只意味着单纯地对食物欲望很大。节食一整天的时候想吃东西是非常正常的现象。但当填饱肚子之后，又疯狂地想吃类似蛋糕、冰淇淋等甜点则就很不正常，而这种现象就是食物成瘾。它不是为了生存的需要，而是由于从前大快朵颐的记忆、吃后心情非常好的感觉在人们的脑海中留下了深刻的印记，从而产生的一种需求补偿。

大脑中有奖赏中枢（reward center），如果给予这里一定的刺激，就会产生愉悦感、快感、幸福感等等。与恒常性相同，奖赏系统对于我们人类的生存也是十分重要的。奖赏系统可以发挥强大的生物力量，让我们积极地去寻找自己想要的东西，一旦获得了这个东西就会感到心情很愉悦。对于奖赏的期待，是对我们行动上的鼓励。大脑的奖赏中枢又被称为快感中枢。此处受到刺激时，会促进多巴胺的分泌量增加，能使奖赏系统发挥出超出我们想象的生物力量。

最近有很多研究都认为，大脑中的关于饮食方面的奖赏体系与关于药物方面的奖赏体系很相似。此外，过多地摄入食物会破坏多巴胺的纹状体通路（striatal pathway），同时会抑制纹状体的多巴胺 D2 受体（Striatal D2 Receptor）的活动，因此可以说它与药物成瘾相同。根据食物成瘾与药物成瘾的这种类似性，美国有关部门正在讨论将肥胖划入精神疾病诊断分类体系当中。总而言之，食物成瘾与药物成瘾相同，二者都是十分危险的，且该事实已经得到了医学方面的证实。

但是，并非所有肥胖患者都对食物成瘾。大部分肥胖的人喜爱甜食或脂肪要多于蔬菜。甜味进入到嘴里的时候可以使心情变好，这种味道用英语表示为palatable（可口的）。日语的表达方式为うまみ（可口），韩语的表达方式为**감칠맛**（美味）。而大量含有这种味道的食物可以刺激补偿中枢，会让人越吃越想吃，这种现象就是食物成瘾。

▶ 为了从食物成瘾中脱离出来，我们必须要避免的东西

食物成瘾与神经递质有关，引起该现象的代表性成分就是糖分（碳水化合物）。摄入散发着甜味的高碳水化合物，可以促进我们人体分泌出可以使心情愉悦的内啡肽和血清素。此类神经递质会作用于大脑的补偿体系，从而使人们不停地吃东西。

脂肪的效果也不输于糖分，同样可以引起食物成瘾。古希腊哲学家 Aristotle 的著作《论灵魂》中有这样一句话："从令舌头快乐的效果方面来看，唯一可以匹敌甜味的就是脂肪"，脂肪与神经递质有一定的联系，脂肪含量高的食物可以提升体内多巴胺的数值。神奇的是，毒品中的安非他命与脂肪一样，都能促使从突触前端神经分泌的多巴胺含量增加。如果多巴胺的分泌量增加，就可以缓解疲劳。另外由于不断地补偿还会促进持续服用药物的"强化效果"。最终脂肪就会如同毒品一样，作为一种成瘾物质作用于人体。

最近还有一项很有趣的研究。该实验是以持续吃高脂肪、高卡路里食物的老鼠为对象，在折磨它们后会给它们脂肪含量高的食物。这些老鼠逐渐开始对高脂肪食物成瘾，即使折磨它们，它们也会选择无视并继续摄入高脂肪的食物。研究结果表明，这样的成瘾现象与多巴胺 D2 受体有关。

此外，还有研究结果表明，脂肪成瘾与内源性大麻素有关。内源性大麻素与大麻的成分相似，是我们体内分泌出的神经递质。如果食用含有脂肪的食物，人体内就会产生内源性大麻素，从而使我们渐渐变得渴望吃油腻的食物。

以前的人们并不熟悉脂肪的味道，因为以前很难吃到肉食。但随着时代不断地发展，脂肪开始以简单多样的方式进入到人类的食物当中。为了吸引消费者的味蕾，商家将脂肪更多更有效地放入到加工食品当中，由于人类无法跟上油腻食物的这种进化速度，因而引起了"成瘾"这一问题。

精神医学学者兼心理学家 Carl Jung 说过："所谓的成瘾就是回避面临的苦痛所产生的结果"。深度成瘾的人们为了短暂的快乐却发现自己已经深陷在绝望之中了。现在的人们偏爱可以满足口感的甜食及脂肪，这是引起食物成瘾的主要原因，我们必须要铭记这一事实。

我孩子的肥胖治疗

40

低头的时候，脖子与下巴之间会出现双下巴；坐着的时候，胸部与肚子之间会挤出 3~4 层肉圈；走路的时候，左右使劲挥甩着胳膊一摇一晃。如果是在从前，这样的孩子们非常受奶奶们的喜爱，觉得他们非常有将军的气势。然而现在的人们却不再只将肌肉和体格作为衡量健康的标准。

正如最近各种报告中所说的那样，虽然孩子的体格要比从前更高大，但体力却明显不如从前了。此外，对肥胖儿童来说，不仅是体力，能量（力气）感觉也变得更弱了。因此治疗儿童肥胖，通常会给他们开增强"力气"的补药。

正如老话所说："食物战胜了胃气就会发胖，而胃气战胜了饥饿无论怎么吃都不会胖"，如果能补充胃的力气，就完全不会变成肥胖儿童。因而在给肥胖少儿看病时，发现他们中很多都是"气"虚。

关注儿童肥胖问题，其中最为重要的就是将孩子的成长转变为使其身高增长的成长。而如治疗成人肥胖那样，只单纯地计算摄入的热量和消耗的热量，从而限制孩子们的卡路里摄入量，那么正值发育期的孩子们要如何成长呢？通过控制饮食，孩子们心理上所受到的压力要如何解决呢？想象过孩子每天站到秤上，看着刻度计算自己的体重是增加了还是减少了的场景吗？

▶ 治疗成人肥胖与儿童肥胖有所不同

治疗儿童肥胖的目标并不单纯的只是减肥，而是将孩子们潜在的能量激发出来并使其转化为尽可能多的成长能量，从而实现增高的生长，这才是治疗的根本目标。

中医在治疗儿童肥胖时，也并不只是单纯地开可以让其减肥的药物，而是要考虑如何帮助儿童转换成长能量，使他们身高增长。这才是治疗儿童肥胖的方法。

如今儿童肥胖已经成为了一种社会问题，曾经只有成年人才会出现的糖尿病、高血脂、脂肪肝等成人病，已经在儿童层中开始出现了。"儿童成人病"最大的原因就是肥胖。

那么儿童肥胖最大的原因是什么呢？周围有"无论怎么吃都不会胖"和"几乎不怎么吃也会胖"这两种情况，在比较这两种情况时会发现二者有非常明显的差异。

通过对肥胖儿童的状况调查，他们的生活习惯很明显都能让他们变胖。从饮食到学习，再到娱乐等所有的生活习惯，形成了能引发肥胖的环境，然而儿童本人及家人却常常会忽视这个问题。

像这样的习惯不仅会引发肥胖，还会引起上述很多的重大问题。比起与朋友们一起玩，他们会更喜欢一个人玩电脑、一边趴着看书一边吃点心；比起吃饭，他们更喜欢吃汉堡一类的快餐；他们还有一边看电视到深夜，一边吃方便面等各种不良生活习惯。这些不但能使他们发胖，还会引起其他的疾病，还可能会给孩子的未来带来不好的后果。因此，为培养孩子们健康的生活习惯而不停调整的过程就是治疗儿童肥胖的过程。

成人肥胖会将肥胖本身看作成一种疾病。对于患者来说，肥胖本身就是一种疾病，因而需要检查并确定"具体采取哪种方式治疗最有效"。而在这一点上，儿童肥胖则完全不一样。

儿童肥胖治疗，要尽可能地不让孩子们感觉到他们正在接受治疗。当然，虽然孩子到了某一年龄段，可能会对自身的肥胖有所关注，甚至有些会说"我想减肥"。然而在这种情况下，往往可以判断为肥胖本身可能已经给孩子带来了压力。由此可见，治疗儿童肥胖反而要比成年人更困难。

首先，我们不能对自己的孩子说他变胖了，因为这样会给孩子们带来压力。如果没有胖到需要接受治疗的程度，那么父母就应该努力变成孩子们的伙伴，陪他们一起玩。而如果需要去医院接受治疗，也要先说服孩子们，告诉他们这只是为了让他们长高，或只是为了他们的健康和漂亮的身材。经过一段时间后，如果孩子们不再排斥去医院，就能减弱他们自身对于治疗的反感，因为他们本人逐渐将治疗当做是某种"游戏"。这就是孩子们自己逃出肥胖的第一步。

不要让幸福远离自己

你现在幸福吗？假如不幸福，是因为什么原因呢？

我们总是盲目地对自己或他人抱有很大的期待，经常会认为通过很小的努力也能取得很大的成功。

我们对健康管理的态度也是如此。由于我们的身体直接反映了我们的生活习惯，因而通过短期的努力是绝对无法轻易改变的。而很多人却忽视了这一事实，会因为投入了很少的时间和努力却没有一点变化而倍感挫折和不幸。在这样的过程中他们会感受到压力，并不断地经历挫折。此类悲伤的故事一直在我们身边发生。不要忘了我们减肥、注意身体都是为了让自己和自己所爱的人幸福。因此与其在减肥开始就设立一个远大的目标，却因无法实现而感到备受挫折，还不如从自己身边的小事开始，努力让自己感到快乐和幸福。

▶ 先解决自己的压力

在漫长的岁月中，作为一名肥胖管理、抗衰老的专科医生，我经常会遇见因各种症状而苦闷的患者，而我给他们的忠告只有一条，那就是先解决自己的压力。要想减肥，首先就要从解决自己重压的快乐心态开始。

如果觉得今天的工作很累，下班后就去尝试享受一次完全属于自己的时间吧。做做按摩，缓解一下疲劳和压力，或去美甲店做一回美美的指甲。这类不需要投入大量的金钱和时间，却能够感受到小小的幸福的行动，在我们周围比比皆是。

此外，自己认为有价值的事情一定要积极的去做，这样对自己的精神健康很有好处；主动帮助需要帮助的人或是参与到志愿活动中去，可以从助人的过程中感受到意义与幸福。

专注于自己感兴趣的事情也是不错的。去听听自己一直想听的讲座，或是尝试着集中精力去读某本书。听讲座的时候积极地向讲师提出问题，读书后最好写一篇读后感或与身边的人做一些交流。类似这样积极地去做一些平时想做却没有做的事情，也是一个唤醒精神的好机会。这些小的行动，都能帮助我们消除在日常生活中所积累的压力。

我有时也会因医院的工作或是过于紧张的采访日程感觉自己快要崩溃，甚至经常会忙到连吃饭的时间都没有。这时如果经常微笑或和朋友愉快地聊天，就能有力地消除我感受到的压力。最重要的是，可以去需要自己的地方提供帮助，这样做就会使自己的心情慢慢变好。我希望大家在想起我的时候首先能想到我的笑容，也希望可以一直这样开心地生活下去。

身体管理也是如此。在减肥专科医生中，很多人认为自己必须成为一个榜样，因而努力去锻炼一个如雕塑般的身材，当然这里说的并不是我。从开始医生生涯到现在，我从来没有发生过急剧变胖的情况。这也是因为我没有出现过情绪的反弹现象。平时一直为了快乐的生活而努力，即使受到压力也会为了消除它而不断地做着一些小小的尝试。也正因如此，没有出现过剧烈的情绪波动。也多亏了我的自我管理和压力管理，使得我的身体和心理都能一直保持平衡且没有出现过反弹现象。

如果你因为肥胖而不幸福，那么为了能变得幸福，就从现在开始减肥吧！还有一点也很重要，当减肥过程过于苛刻痛苦时，我们应该重新思考一下自己的方法是否出现了问题。我们不能让自己的身心感到一丝痛苦。

即使花费了比想象中更长的时间，然而如果能使我们的身心感到愉快，那么就不要犹豫，大胆去尝试吧！它能给你未来的身体和人生带来积极的影响。

▶ 下定决心减肥之前

　　幸福没有我们想象的那么遥远。一直追求幸福的人，幸福往往不会离他们很远。希望本书能为你幸福的减肥提供一些帮助。